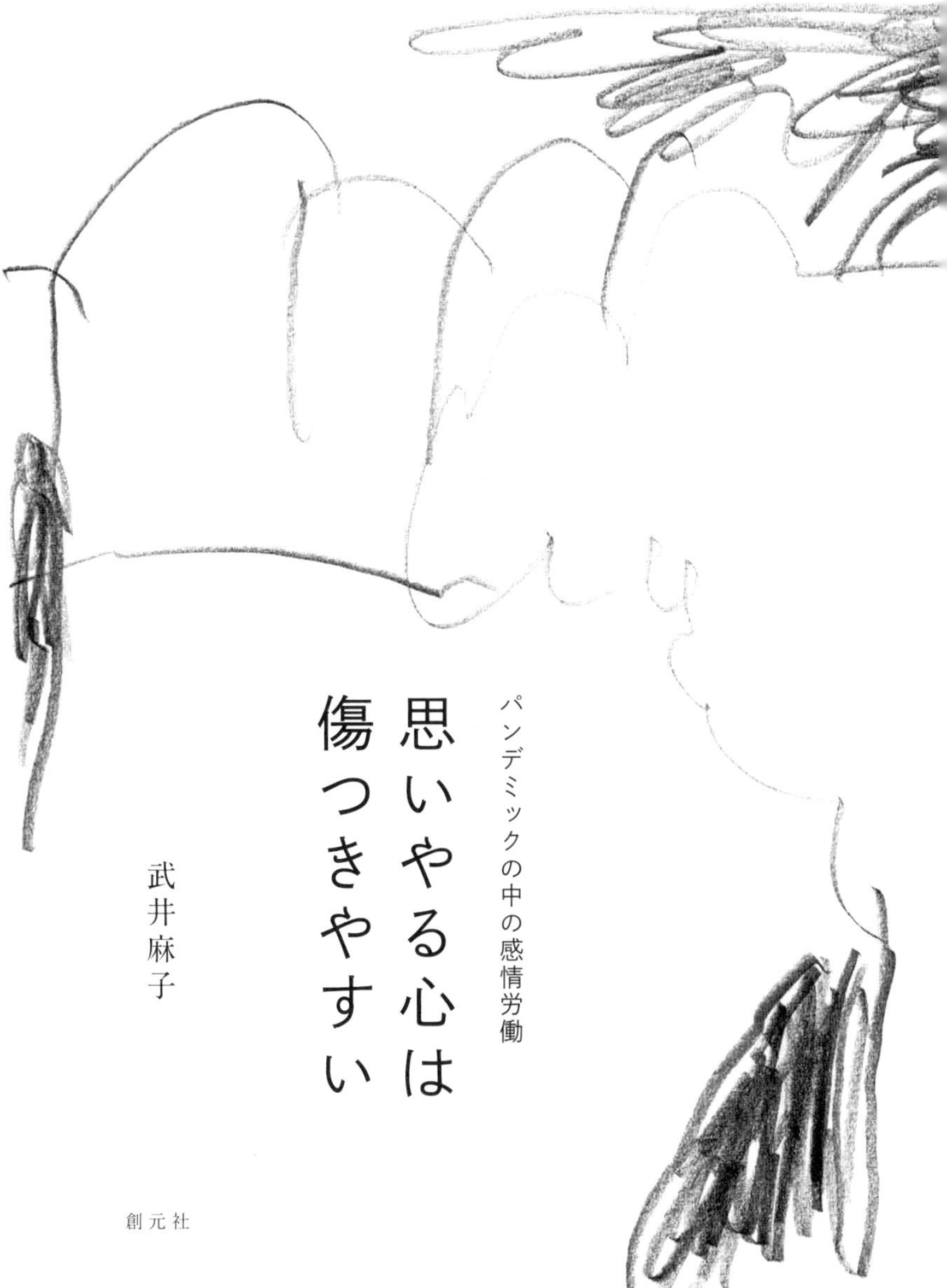

パンデミックの中の感情労働

思いやる心は傷つきやすい

武井麻子

創元社

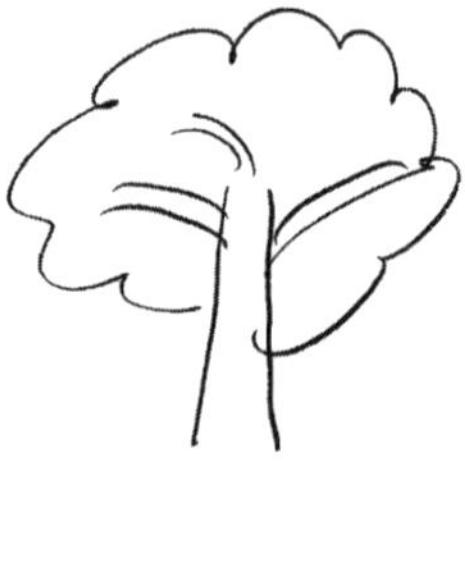

はじめに

２０２０年は、新型コロナウイルス感染症（ＣＯＶＩＤ-19）が世界中の人々のライフスタイルをことごとく変えてしまった年として、今後、多くの人々の記憶にずっと刻まれていくでしょう。これまで当たり前にあったものが、私たちの日常から突然消えてしまったのですから。

多くの学校で卒業式がなくなり、入学式がなくなり、やがてクラブ活動も、運動会も、修学旅行も中止になりました。日本の夏の風物詩となっていた全国高校野球の試合もなくなってしまいました。

私の勤務する大学でも、緊急事態宣言が発せられてからキャンパスが閉鎖され、これまで聞いたこともなかったｗｅｂ会議システムなるものを使って、会議や講義はもちろん、実習でさえもがオンラインで行われるようになりました。でも、これが一年を超えて通常のスタイル《ニュー・ノーマル》になろうとは、思ってもいませんでした。

それだけではありません。風邪をひいたわけでもないのに、外出するときには常にマスクをしなければならず、夏の暑い盛りでさえ外せないなんて、これまでの常識ではとうてい考えられないことでした。さらに、「三密」や「ソーシャルディスタンス」という耳慣れない言葉も登場しました。人との接触はできる限り避け、会うときはマスクをしたうえでさらに距離を保つことが義務とされるようになったのです。

私にとっては、天と地がひっくり返ったようなものでした。これまで数十年間、人とのふれあいや絆がなにより大切だと信じて、学生たちにもそう教えてきたのですから。

ここで、ちょっと自己紹介

私は精神科看護とメンタルヘルスを専門とする大学教員です。今は長年勤めた看護大学を定年退職して別の大学で非常勤教員として働きながら、さまざまな援助職の人たちの支援を行っています。

私が大学に入学したのは、全国各地の大学で学生運動が真っ盛りの時代でした。

入学したものの、すぐに大学は全学ストライキに入ったため、休学して保育園の調理員や臨時の保育士として働きました。このときの経験から、資格の重要性を身に染みて知った私は大学に戻り、看護師の資格が得られると聞いた保健学科にコース変更しました。そして、卒業時に看護師の資格は取ったものの将来を決めかねて、とりあえず大学院で精神衛生学を専攻することにしたのでした。

そして、実習で訪れたある民間の精神科病院で、偶然に鈴木純一先生という精神科医に出会ったのですが、それが、その後の人生を想像もしなかった方向へ導いていくことになろうとは思ってもいませんでした。ともかく鈴木先生に勧められ、大学院生のまま非常勤看護師としてその病院で働きながら研究をすることにしたのでした。

その後、その病院の社会療法科という部署に移り、ソーシャルワーカーとして働くかたわら、看護師として当直も続けていました。その頃には研究は二の次で、患者さんとかかわることが面白くて仕方がなくなっていました。

グループの体験

その病院では、集団療法を重視しており、たくさんのグループが行われていました。グループというのは、患者とスタッフとが集まって話し合ったり、活動をしたりすることを言います。お茶を飲みながらのおしゃべりグループや、絵画や生け花のグループなど、いろいろなグループが定期的に開かれていました。毎週1回、病棟ごとに開かれるグループでは、デイルーム（食堂を兼ねたホール）のテーブルを片づけてできたスペースに丸く椅子を並べ、そこに40人近くの患者とスタッフが思い思いの所に座って、自分たちの今困っていること、こうしてほしいと思うことなどを、思いつくままになんでも自由に話すのです。といっても問題解決だけが目的ではなく、今の気持ちを話すこと、職員も患者もなく、言いたいことを言うのが大事だといつも言われていました。

大食堂で行われる月に1度の病院全体のグループには、4つの病棟から希望する患者や医師、看護師などの治療スタッフのほか、事務、薬局、給食部、営繕など、いろいろな部署の職員が90人近く集まって、ところどころ二重になりながら輪になって話し合うのですから、三密どころではありませんでした。

そこでは困ったことのほか、運動会や遠足など、病院の年中行事についての希望を聞いたり、グループ活動の予算について話し合ったりしていましたが、よく出ていたのは、朝食にパンを食べたいとか、週に1回は麺類を出してほしいといった給食についての要望でした。立って退院の挨拶をする患者さんもいました。

こうした経験やイギリスの精神科病院での半年間の研修を経て、私自身も変わりました。今となっては誰も信じてはくれないのですが、以前の私は人前では緊張して発言できないタイプだったのです。それが、海外で言葉もうまく伝わらない中、人と人とが出会い語り合うという経験を積むうちに、いつの間にか何か思いついたら言わずにはいられない人間になっていました。こうして、思ったことをなんでも話せる安心な場というものがあれば、病気であってもなくても、人は変われる、強くなれると確信するようになったのです。

看護大学の教員になってからも、授業や実習でグループを実践してきました。同時に、看護師やほかの医療職の人たちが、月1回集まって、日頃感じていること、困っていることなどを自由に語り合うグループを開催するようになりました。その一つは、30年近く続いています。

それが突然、ＣＯＶＩＤ－19のせいで、人と会ってはいけない、一人で自宅にこもっていなさいという事態となったのです。これまで自分が積み重ねてきたことのすべてを全否定されたも同然のように感じられました。

他者といて安心できることが最も重要なこと

本来、人は一人で生きて行けるものではありません。古代ギリシアの哲学者アリストテレスは、「人間は社会的動物である」と言ったと伝えられていますが、このことは最新の脳科学の研究によって証明されているのです。

精神科医のヴァン・デア・コークは、人間の脳はもともと人間が集団の一員として機能するのを助けるようにできていると述べています。[*1] たとえば、人は危険を感じると、本能的に救いと慰めを求めて、人がいるほうへと向かいます。そして、恐怖と不安で心臓がひっくり返りそうになっていても、誰かに優しい声で話しかけられたり、微笑みかけられたりすると、落ち着くことができるのです。災害時にも、被災者や救援者が危機に圧倒されないためには、社会的支援が最も重要であることが明らかになっています。つまり、他者といて安全であると感じられることこそが、人間が生きていくうえで最も重要で必要不可欠な条件だと言うのです。

ところが、ＣＯＶＩＤ－19の蔓延によって、海外ではロックダウン（都市封鎖）が行われ、日本でも緊急事態宣言が発せられるなど、広く自粛生活が求められています（過去形で書ければいいのですが）。そのために仕事ばかりか住まいまでも失ったり、家族を失ったりした人も大勢います。親しい友人や離れて暮らす親族とも簡単には会えなくなってしまいました。

こうして新型コロナウイルスという未知の病原体は、死の恐怖をもたらしただけでなく、人間という存在にとって最も重要な〝人とのつながり〟を引き裂いたのです。２０２０年には、多くの国で年間自殺者の数が急増し、特に若者の自殺が目立つと伝えられていますが、その背景には人との絆の断絶による安全感の喪失という問題が確実にあるのではないでしょうか。

それでも、感染が蔓延した初期の頃には、ロックダウンしたヨーロッパの都市でも、人々は思い思いのメッセージを書いた紙を窓に貼り出すなどして、なんとかつながろうとしていました。イタリアでは、有名なオペラ歌手が自宅のベランダに出て、通りに向かって美しい歌声を響かせ、その動画がＳＮＳを通じて世界中に広まりました。やがて、有名・無名を問わず多くの人々が、ＳＮＳを駆使して自ら発信し、なんとか世界とつながり合おうとするようになりました。

　また、世界では、こうした緊急事態においても休むわけにはいかない医療関係者をはじめとする「エッセンシャルワーカー」と呼ばれる人たちを励まそうと、決まった曜日、決まった時間に街の人々がいっせいに家から出て拍手したり、青い光で建物をライトアップしたりしています。東京では、航空自衛隊のブルーインパルスが病院上空で編隊飛行をしてみせたこともありました。

　誰もがこの危機を生き延びていくために、今ほどケアとサポートを必要としている時代はないと言っても良いのではないでしょうか。

ＣＯＶＩＤ－19には3つの顔がある

　一方で、そうしたつながりを求める気持ちとは裏腹の出来事も、現実には生じています。感染した人やその家族を攻撃したり、排斥しようとしたりする動きです。

また、自粛しない人に厳しい目を向け、ときに暴力的に制裁を加えたりする「自粛警察」なるものが登場しています。あらぬ噂から偏見や憶測が広がる「風評被害」も起きてきました。

まるで人は、そばにいても安心な誰かを常に求めながら、一方で攻撃する対象を必要としているかのようです。SNS上でも、匿名の投稿による誹謗や中傷、攻撃がなされ、自殺者まで出る状況となっています。こうしたことは、なぜ起こるのでしょうか。

日本赤十字社では、ホームページで「新型コロナウイルスの3つの顔を知ろう！」と呼び掛けています。[*2] COVID-19には3つの感染症の顔があって、その3つが負のスパイラルでつながっていると言うのです。

第1の〝感染症〟は新型コロナウイルスが引き起こす病気そのものです。感染すると重症化して死に至ることもある危険な病気ですが、原因となる新型コロナウイルスは目に見えませんし、決め手となる治療法もまだ確立していません。

そのためにもたらされる「不安と恐れ」が、第2の〝感染症〟です。これは私たちの心の中で膨らんで、気づく力・聴く力・自分を支える力を弱め、瞬く間に人から人へ伝染していきます。

第3の〝感染症〟は「嫌悪・偏見・差別」です。見えない敵であるウイルスへの不安を特定の見える対象や人に置き換えて、嫌悪したり、偏見をもったり差別したりして遠ざけることで、つかの間の安心感が得られるのです。その結果、人と人との信頼関係や社会のつながりが壊されてしまいます。

「不安や恐れ」を「怒りや攻撃」に置き換えるのは、危険に対する人間の最も原始的な防衛の形です。でも、それによって世の中がギスギスしていき、不信感が広がっていく。そしてついには社会が分断され混沌とした状態に陥《おちい》る。それこそが、「コロナ禍」と呼ばれる危機の本質であるように思います。今では、自粛の呼びかけを無視して、夜遅くまで街中で飲食して騒いでいる人たちさえ出てきました。これも、「不安や恐れ」に対する否認という防衛のかたちと言えるでしょう。

コロナ禍における感情労働としての看護

こうした状況の中で、直接感染の危機と背中合わせの仕事をする医療従事者は、一方では称賛され、一方では潜在的な感染者のように忌避《きひ》され、排除される対象となってしまいました。本人だけでなく、子どもが保育園から来ないように言われたとか、学校で友だちからいじめられたという話もよく聞きます。

それでなくても看護師には、どんなに腹が立ったり悲しかったりしても、それを患者の前では顔に出さないという暗黙のルールがあります。常に冷静でいて、しかも優しく微笑んでいるようなイメージが理想と考えられているのです。このように、職務上、感情が不可欠の要素であり、ふさわしい感情のありようについての有形無形のルールがある、そして、それに沿って自分の感情を適切に管理するよう指導監督される、そんな仕事を「感情労働」と言います。看護師という職業は、肉体を使う「肉体労働者」であると同時に、頭を使う「頭脳労働者」でもあるのですが、実は感情を使う「感情労働者」としての側面があるのです。とはいえ、感謝されこそすれ、忌み嫌われることなど、これまで予想もしないことでした。

私がこの「感情労働」という言葉を知ったのは、大学教員になってからでした。パム・スミスという英国の看護研究者が『感情労働としての看護』という研究で賞を授与されたというニュースを先輩から教えてもらい、興味をもったのがきっかけでした。

その後、社会学の若手研究者とともに彼女の本[*3]を翻訳したことを機に、今では精神看護学よりも感情労働の研究者として紹介されることも多くなりました。

私が働いていた精神科病院では、毎日のようにスタッフも「あなたは今、何を感じている？」と問いかけられていました。それは、精神科だからなのだと思っていたのですが、看護大学でほかの科でも実習指導をするようになってから、どこの科でも患者さんは抱えきれない感情や不安を言葉にできずに悩んでいるということに気づきました。それを直接感じ取り、看護師の心も揺れ動くのです。それが分かったとき、感情労働としての看護という見方に納得がいったのでした。

コロナ禍の今も、看護師たちはかつてない恐怖や不安を抱えながら、冷静さと思いやりを失わずに働き続けなければならないプレッシャーとたたかっています。それは、身体的にはもちろん、精神的にも計り知れない重労働となっているはずです。でも、言葉にするのはなかなか難しいのです。

この本で考えたいこと

本書では、パンデミックという厳しい状況の下で、看護師をはじめ、医療に従事する人々がどのようにこの危機を生き延びようとしているのかを探っていきたいと思います。そこから、この世界に生きるすべての人々にとって、今、何が大事なのか、より良く生きるにはどうすれば良いかについてのヒントが少しでも得られたらと思います。そうして、この災禍を私たちが大切なことを身をもって学ぶ貴重な機会として活かしていけるようになればと願っています。

---

*1　B・ヴァン・デア・コーク、柴田裕之（訳）『身体はトラウマを記録する　脳・心・体のつながりと回復のための手法』紀伊國屋書店、２０１６年。

*2　「新型コロナウイルスの3つの顔を知ろう！～負のスパイラルを断ち切るために～」日本赤十字社、２０２０年3月26日。https://www.jrc.or.jp/saigai/news/200326_006124.html

*3　P・スミス、武井麻子・前田泰樹（監訳）『感情労働としての看護』ゆみる出版、２０００年。著者は看護及び看護教育への功績が認められ、２０１６年に大英帝国勲章を授与されました。

目次

おわりに

I. COVID-19とたたかう現場

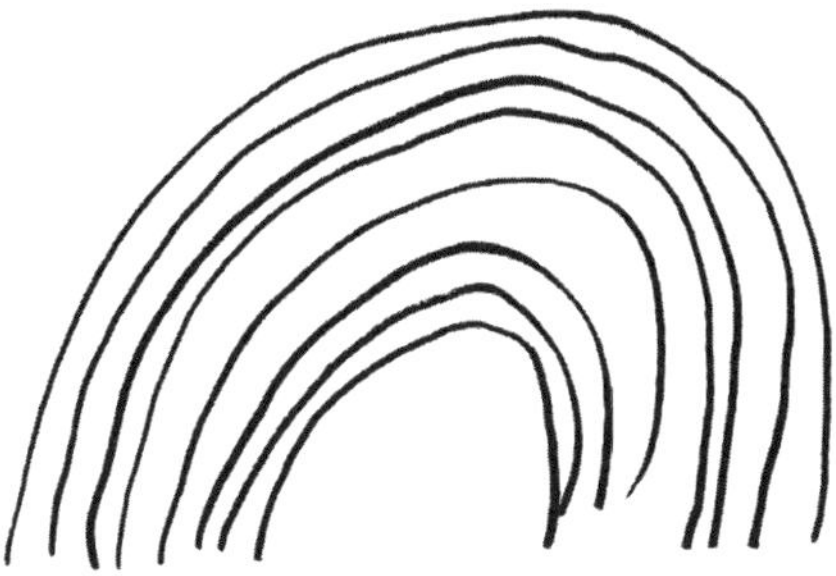

まるで戦場のような病棟で

２０２１年１月早々、東京を中心とした首都圏に２度目の緊急事態宣言が発せられました。年末年始にＣＯＶＩＤ－19が急拡大したためでした。

それからしばらくして、１月17日の朝日新聞朝刊の読者の短歌投稿欄である朝日歌壇に、次のような短歌が掲載されました。

ナース言う「気持ちをわきに置いてただ処置をするのみまるで戦場」

投稿者は、茨城県の原里江さんという方でした。これが掲載された時点では、茨城県はまだ国の緊急事態宣言の対象地域とはなってはいませんでしたが、新規感染者の急増を受けて、県独自の緊急事態宣言に踏み切っていました。ここにはコロナという言葉こそ使われていませんが、ＣＯＶＩＤ－19の患者が次々と運び込まれてくる医療現場で働く、看護師の切迫した状況をうたっているのは間違いないでしょう。

ここで描かれているのは、ナースたちが「気持ちをわきに置いて」、ひたすらやるべきことをやるしかないとばかりに必死になって動き回る姿です。救急の現場では、十分にトレーニングされた看護師に普段からよく見られる「自動操縦モード」の動きです。

では、わきに置かれた気持ちとは、どういう気持ちなのでしょうか。

怖い？　逃げ出したい？　疲れた？　もう嫌だ？……

どれもありそうですね。

コロナ病棟での重労働

ＣＯＶＩＤ－19の集中治療を行う病棟（コロナ病棟と呼ぶことにします）で働くのは、身体的にも重労働です。

このウイルスは感染力がきわめて強いため、コロナ病棟は完全隔離され、個人用防護具（ＰＰＥ）で身を固めた、限られた専門スタッフしか入れません。実際にコロナ病棟に勤務する看護師から聞いた話では、このＰＰＥを装着しての作業は、とてつもない苦役なのだそうです。

まずは、ユニフォームの上にひざ下ほどまである長袖ガウンをまとい、素肌がのぞかないようにその袖を覆うようにしてゴム手袋を二重にはめ、頭をキャップで覆います。その上からＮ95という高性能のマスクを装着するのですが、これを息が漏れないように顔にぴったりと着けると、呼吸ができないほど苦しいと言います。さらに、ゴーグルやフェースガードでしっかり目や顔を覆うのですが、これも汗と吐く息ですぐに曇ってしまい、15分もすれば全身が汗まみれになるそうです。

そのためすぐにのどが乾くのですが、重装備なのでマスクも簡単に外すことができません。水を飲んだら飲んだですぐにトイレに行きたくなってしまいます。でも、ＰＰＥの着脱は一人ではできないので、できるだけ我慢するのだそうです。なかには、おむつをあてて働く看護師もいると聞きました。

また、コロナ病棟では、肺炎を起こした患者の呼吸を助けるために、うつぶせにする方法がとられています。あるとき、重装備の看護師や医師が8人がかりで男性患者の身体をやっとのことで持ち上げてうつぶせにしたとたん、泣き出した看護師がいたそうです。いったいどのような感情があふれ出たのでしょうか。気力体力の限界だったのかもしれません。

感染する恐怖・感染させる恐怖

そもそも、毎日、感染の危険と隣り合わせで仕事をしなければならないという状況そのものが恐怖です。どんなに用心していても、感染するときはしてしまいます。でも、いつ感染したかは自分でも分からず、病棟にクラスターが出ようものなら、病院全体が機能停止してしまいかねません。濃厚接触者となった同僚や家族も、仕事や学校に行けなくなり、周囲の人から白い目で見られてしまうかもしれません。実際、コロナ病棟ではないのですが、子どもが保育園への入園を断られたため、育休からの復帰が遅れてしまったという看護師の話も聞きました。

コロナ病棟に異動を命じられたある看護師は、その瞬間、もしかしたら自分も感染して死ぬかもしれないという恐怖を抱きましたが、それよりも、もし自分が感染してしまったら、今度は自分が家族や同僚など、身近な人にウイルスをうつしてしまわないか、それによって迷惑をかけるだけでなく、命さえ危うくさせてしまうかもしれないという、加害者になる恐怖のほうが強かったと言いました。家に生まれたばかりの赤ん坊がいるという若い男性看護師は、気が気ではないと涙ぐんでいました。家に帰っても、赤ん坊を抱くことさえ怖いと言うのです。

でも、職場ではいちいち怖がっていては仕事ができません。だから「わきに置いて」おくしかないのです。

コロナ病棟で蓋をされる看護師の感情

さらに、コロナ病棟で最も心理的に消耗するのは、今の今までおしゃべりしていたような軽症の患者が、突然肺炎が重症化して、あれよあれよという間に亡くなってしまうことだそうです。治療に当たっている医師にも予測がつかず、そうなってしまうと、どんなに手を尽くしてもその流れを止められないというのです。まるで、防戦一方の負け戦をたたかっているようなものです。医師も看護師も、常に一歩先を読んで対処することを叩き込まれているものですが、いつ何が起こるか予測がつかないということは、本当につらいことです。

そして、患者は家族にも会えないまま、息を引き取ります。看護師も感染のリスクを回避するために、なるべく患者との接触は避けるように言われているので、手を握ることもできません。後で紹介しますが、患者のことを思って必死に働いているのに、看護らしいことが何もできないと嘆く看護師は多いのです。

しかも近年、日本では感染症がこれほど広範に広がることはありませんでした。そのため、感染症の治療経験のある医師も看護師もそう多くはありません。急遽コロナ病棟に集められたスタッフの中には、呼吸器に触ったこともないという人もたくさんいたのです。万一、機械の操作を誤れば、患者を死なせてしまうかもしれないという恐怖の中で夜勤をするのは、想像するだけでもぞっとします。

そんな状況で抱くのは、「怖い」「だめだ、逃げ出したい」「疲れた」「もう嫌だ」といった感情のほかに、「何もできない」「申し訳ない」「むなしい」「情けない」といった感情もありそうです。

コロナ病棟での看護師の感情労働

でも、こうした感情は、看護師としてふさわしい感情とは思えません。新人ならともかく、看護師が患者の前で「怖い」「嫌だ」などとはとても言えませんし、その表情すら見せてはいけないような気がします。ただでさえ、患者がおびえ、苦しんでいるときに、ますます不安にさせるでしょうから。そこで、そうした感情には蓋をして、ひたすら業務に励むしかないのです。そして、患者の近くに行くときには、マスク越しではあっても、できるだけ笑顔を見せるように努めます。これこそが、「はじめに」にも記した「感情労働」と言うものです。

感情労働とは、職務上、感情が重要な要素となっており、職務を果たす中で体験される感情やその表出の仕方が適切かどうかについてのルール（＝感情ルール）があり、それに沿って自分の感情を加工したり抑えたりすること（＝感情ワーク）が求められる仕事のことを言います。

また、感情ワークにも、実際に抱いている「怖い」「嫌だ」といった感情を押し隠して、表向き「なんでもありません」というふうに装ったり笑顔を見せたりする〝表層演技〟から、実際に怖さを感じても深呼吸してリラックスしようとしたり、自分に「大丈夫」と言い聞かせたりするような、自分の感じ方そのものを変えようとする〝深層演技〟まで、いろいろなやり方があります。

　前に紹介した短歌で「気持ちをわきに置いて」とうたわれていた看護師も、実際には意識して「わきに置いて」いるとは限りません。死に直面するような衝撃的な出来事に遭遇したときには、誰でも瞬時に感情が凍りついてしまうものだからです。一種の解離状態ですが、これは、衝撃で心が壊れてしまうのを避けようとする、本能的な防衛反応と考えられています。強敵に遭遇した動物が即座に死んだふり（擬死と言います）をするのと同じで、異常時における平常反応なのです。精神医学ではこれを「急性トラウマ反応」と名づけていますが、第一次世界大戦の頃には戦闘に巻き込まれた兵士に同様の反応が見られ、「砲弾《シェル》ショック」などと呼ばれていました。

「まさに戦場」とはこのような状況をうたっているのであり、戦時でもないのに、ＣＯＶＩＤ－19の治療の場は、まさに戦場と化していたのです。

英国のコロナ病棟の過酷な状況

コロナ病棟が「まるで戦場」のようだったのは、日本だけではありません。

英国の看護雑誌「ナーシング・タイムズ（Nursing Times）」（２０２０年1月25日発行号）によると、大規模な感染爆発に見舞われた英国では、２０２０年3月9日から12月28日の間に、イングランドとウェールズで男性看護師47人、女性看護師１１０人が亡くなっています。それぞれの10万人当たりの死亡者数は、男性は79・１人、女性は24・5人と、いずれも一般的な労働年齢人口の死亡率（男性31・４人、女性16・８人）よりもはるかに高いものでした。ほかに、看護助手も男性45人、女性54人が死亡、助産師も9名死亡しているそうです。[*1] ＣＯＶＩＤ-19の治療の最前線は、単なる比喩ではなく、文字通り生と死を分かつ戦場と化していたのです。

当時の英国の病院の状況を伝える、その名もズバリ「野戦病院化する英国コロナ病棟」と題した記事を、日経メディカルＡナーシングという情報サイトで見つけました。[*2]

筆者は英国の公営医療であるＮＨＳ（National Health Service; 国民保健サービス）病院の外科

病棟で看護師として働くピネガー由紀さんという方で、「英国ＮＨＳ看護師の現場ルポ」という連載の中にその記事はありました。

ピネガーさんはＣＯＶＩＤ-19の感染拡大が始まった２０２０年3月当時のＮＨＳ病院の状況について別の媒体で報告していますが、それは日本の基準と照らしても、驚くほど遅れたものでした。[*3]

なにしろ、ＰＰＥについての国からの指針は、半袖のスクラブ[*4]の上にノースリーブの薄っぺらい使い捨てエプロン。後はサージカルマスクと手首丈の手袋だけで、肘《ひじ》から手首までは素肌でＣＯＶＩＤ-19患者の前にさらしていたのだそうです。おまけに、フェイスシールドの着用は必須とはされていなかったというのですから、これでは感染するのも当たり前です。

フィールドホスピタルという病院

英国を襲った前代未聞の感染拡大に、ＮＨＳは２０１２年のロンドン五輪の会場になった国際会議場や展示会場、大規模スタジアムなど全国7カ所に、数千人規模の患者を受け入れることのできるＣＯＶＩＤ－19専用救急病院を設置しました。この仮設の病院はフィールドホスピタルと呼ばれ、地中海に面したジブラルタルのスタジアムなど、海外領土にも設けられました。

フィールドホスピタルとは、本来は戦地に設けられるいわゆる野戦病院です。平時の都会の真ん中に、巨大な野戦病院が出現したわけです。この7カ所のフィールドホスピタルは、いずれも「ＮＨＳナイチンゲール病院」と名づけられました。クリミア戦争の際に戦地に赴き野戦病院で働いた、かの有名なナイチンゲールにあやかったのでしょう。開設式典には、保健・社会福祉相のほか、チャールズ皇太子も自主隔離していたスコットランドからビデオで姿を見せたそうです。

幸いにも、最初の感染爆発はそれ以上広がることはなく、鳴り物入りでオープンしたナイチンゲール病院もほとんど使われないまま、ひっそりと閉鎖されていき、急遽コロナ病棟に招集された看護師も、もとの持ち場に帰っていきました。

今、第5波の感染爆発に見舞われた日本でも、英国から1年遅れで「野戦病院」の設置が叫ばれています。果たして実現するのでしょうか。

再度の感染爆発の惨状

こうして２０２０年の末頃には、いったんは感染拡大も収まったかに見えた英国ですが、クリスマスシーズンが終わった翌年１月には、新型コロナウイルスの変異株による第２波の感染爆発に見舞われます。

英国での新規感染者数は連日６万人を上回り、ヨーロッパで最も多い感染者数を記録することとなりました。そして、ロンドンに緊急事態宣言が出される事態となったのです。

その頃の病院の状況を、ピネガーさんは次のように伝えています[*5]。

> 救急外来は、入院が必要と判断されて空床を待つコロナ患者であふれ返っている。感染者の受け入れ区域を分けているので（ゾーニング）、たちまち限られたスペースは埋め尽くされて、〝汚染区域〟である廊下やちょっとしたスペースにストレッチャーを置いて患者さんを入れる。しかしこれも焼け石に水、あっと言う間にスペースが

なくなる。

救急搬送されてきた新規の患者は、救急車から移動させるスペースがないため、やむを得ず救急車の中で救急隊員と待機してもらう。こうして病院の敷地内には、1台、また1台と、患者を乗せたままの救急車が順番待ちの列に加わっていく。患者を乗せたままの救急車は、出動要請が出ても身動きが取れない。

この事態に、ロンドンやウェールズには救急出動に対する非常事態宣言が出され、緊急度の低い病棟をふたたび閉鎖して、コロナ病棟を増設せざるを得なくなりました。

しかし、コロナ病棟に入って来るのは、感染が判明して入院してきた患者ばかりではありません。外科手術のために入院してPCR検査で陽性が判明した患者や、重症化して移送されたICUから回復して戻ってきた患者などさまざまです。また、回復がほぼ絶望的な患者もいれば、医療的にはほぼ安定して退院待ちの患者もいます。受け持ち患者ごとに異なるニーズがあり、必要な処置、対応する医療従事者、書類仕事などがあって、病棟は大混乱でした。

そこで、ピネガーさんの勤務する病院では、患者の病態に応じて、「コロナ急性期病棟」「コロナ外科病棟」「エンド・オブ・ライフ病棟」「ＩＣＵステップダウン病棟」「退院支援待ち病棟」などに分類して患者を受け入れることにしました。

ところが、すぐにその区分けも無意味なものになってしまいます。とにかく、どの病棟もどんな患者であれ、空いているところへ受け入れざるを得なくなってしまったからです。３月23日には英国は全国的なロックダウンを実施することとなり、閉鎖したナイチンゲール病院を再度オープンしなくてはならないかもというニュースも伝えられるようになりました。

その後、英国ではワクチン接種が進んだことで、ようやく感染拡大に陰りが見え始めたかに見えましたが、変異したデルタ株の感染拡大で、７月には１日の感染者が４万人を超える事態となりました。それでも、ジョンソン首相はマスク着用義務などの規制撤廃の方針を出し、テニスやサッカーなどの国際大会を開催しています。

*1　Gemma, M. (2021, January 25). Covid-19: New nurse death figures prompt call for investigation. *Nursing Times*. https://www.nursingtimes.net/news/coronavirus/covid-19-new-nurse-death-figures-prompt-call-for-investigation-25-01-2021/

*2　ピネガー由紀「野戦病院化する英国コロナ病棟」日経メディカルＡナーシング、２０２１年２月26日。https://medical.nikkeibp.co.jp/leaf/mem/pub/anursing/pineger/202102/569275.html?n_cid=nbpnmo_mled_html-new-arrivals

*3　ピネガー由紀「コロナ『危険手当なし』医療従事者が抱える不安」東洋経済ＯＮＬＩＮＥ、２０２０年6月18日。https://toyokeizai.net/articles/-/357284

*4　半袖でＶネックの医療用ユニフォーム。従来は手術着として使われていましたが、近年は白衣よりも機能的でカラーバリエーションも多いために、通常ユニフォームとして着用されるようになってきています。

*5　前掲記事「野戦病院化する英国コロナ病棟」。

II. 看護師たちが働き続ける理由

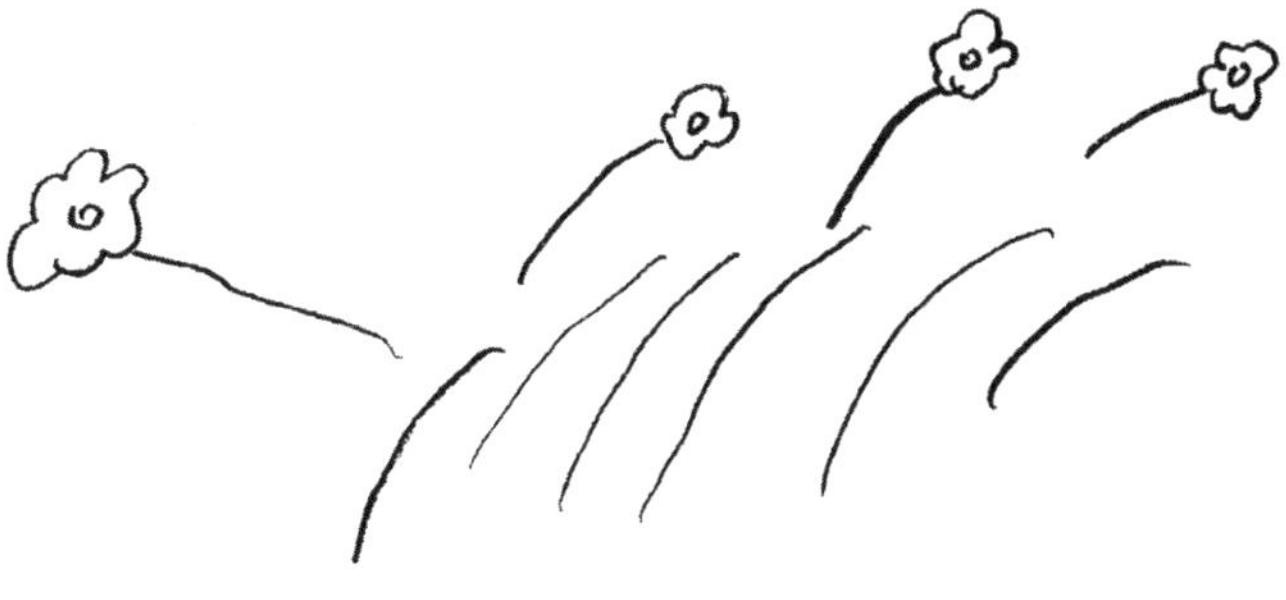

プレッシャーが支え

前章で紹介したピネガーさんは、COVID-19の感染拡大が続く中、過酷な医療現場で働く看護師の気持ちについて、次のように書いています。[*1]

> 「この状況での心の支えは何ですか?」。先日、ある人に聞かれたが、それは「プレッシャー」だと私は感じる。止まることのないコロナ医療現場で、振り返る暇はなく感情が揺さぶられることもない。

まさに「感情をわきに置いて」働いているのですね。ところが、続けて彼女はこう書いています。

> ただ、野戦病院のような現状で、感情的にならずに仕事ができるのは、むしろありがたいことなのかもしれない。

すさまじいプレッシャーによって感情が麻痺しているおかげで、おびえたり絶望したりすることなく、働いていられるということのようです。

このプレッシャーについて、似たような表現が、神戸大学名誉教授の中井久夫先生の著作の中にありました。[*2] この本は、1995年1月の阪神淡路大震災の経験を克明に記したもので、中井先生は一晩で書き上げたそうなのですが、そのときのことを、「プレッシャーマニア[*3]（加圧下躁状態）だからできたことであり、その力を借りなければ、そもそも何も書けなかったろう」と記しているのです。それに続けて、「神戸ってこういう町だよ、兵庫県ってこういう県だよ、としきりに書いているが、ボランティアのためという合理化はできるけれど、うしなったものを呼ぶ声が私に乗り移っていたようにも思える」とも記しています。

プレッシャーが生み出す仲間意識

私の友人に、救命救急センターで働いていた人がいますが、その人もやはり救命救急の現場は「まるで戦場のようだった」とよく語っていました。

ところがその一方で、そこで働いていた仲間のことを、「まるで戦友」のようだと懐かしそうに語るのです。職場を辞めてからも、時々同窓会のように集まっているということでした。

ピネガーさんも、最初の感染爆発で縮小された外科病棟からコロナ病棟に招集されたときのことを、こんなふうに描いています。[*4]

> 招集メンバーの仲間とは、すぐに仲良くなった。全員が、自分の意思とは無関係にコロナ医療前線に送られてきた。感染への恐怖と専門外の業務で、不安を抱えての勤務の中、お互いの立場が自分のこととして理解でき、助け合い支え合った。休憩時間に近辺のカフェから差し入れられた軽食を食べながら、皆で談笑する時間がいつも私の楽しみとなっていた。チームの良い雰囲気は患者ケアにもポジティブな影響を及ぼすのだと改めて実感した。

「はじめに」でも述べたように、人間の脳は危険を察知すると、他者とのつながりを求める行動に人を導きます。そうして安全だと感じられることが、人が生き残るためには重要なのです。

たとえば、災害時に人々が見せる反応には、一定のパターンがあることが分かっています。

米国ロサンゼルス郡の精神科救急チームの専門家であるデビッド・ロモは、まず、直後には茫然自失する人が多いのですが、その中にあっても人を救うために危険を顧みず、英雄的な行動を示す人が出てくることから、発災直後のこの時期を「英雄期」と名づけています。[*5] 看護師たちが感染への恐怖と専門外の業務という不安を抱えてコロナ病棟にやって来たときも、英雄期の心理状態だったと言えるでしょう。

そして、その次に「ハネムーン期」がやって来ます。危機をともにくぐり抜けてきた仲間同士が強い連帯感で結ばれ、復興に向けて希望をもって助け合うのです。コロナ病棟でも、独特の親密さで結ばれた仲間意識がすぐに生まれました。そこでは、「お互いの立場が自分のこととして理解でき」たのです。まさに、「ハネムーン期」です。

このように、強いプレッシャーにさらされる現場ほど、「お互いを思いやり、助け合い、支え合う」仲間を必要とします。それが「戦友」です。そうした絆を感じることができれば、戦場のようなストレスに満ちた現場でも、立ちすくむことなく職務を果たすことができるのです。

でも、私は日本の病院のことを考えてしまいました。日本の病院では、スタッフは感染予防のため、休憩時間も各自が離れて壁に向かって座り、昼食も黙って食べるように指示されていると聞いています。「孤食」「黙食」と言うのだそうです。談笑するなんてとんでもありません。いつもなら、勤務時間が終わると、控室でひとしきりおしゃべりして帰宅する看護師も多いのですが、それも今はできません。

こうした規制が、どれだけストレスを高めているか、改めて考えてみる必要があると思います。それは「自粛生活」全般に言えることでしょう。

あこがれの「チーム医療」

ここでちょっと話が横道にそれますが、ピネガーさんがコロナ病棟でのチームの良い雰囲気について触れた後、気になることを書いていました。[*6]

内科と招集メンバーで編成されたコロナ感染医療チームの一員として働いた私は、

> 看護師に憧れ、夢を目指してがむしゃらに勉強をした頃の自分を思い出した。当時、無知な自分が描いていた医療への夢や憧れ。お互いを思いやり、助け合い、支え合うチーム医療。それを実現させてくれたのは皮肉にもコロナ病棟だった。

この一文からすると、ピネガーさんはどうやら、学生の頃にあこがれていた「チーム医療」に英国の病院では出会えていなかったようです。日本でも「チーム医療」が推奨されていますし、海外ではこれが当たり前だと思っている日本人は多いのではないでしょうか。

ところが、意外とこれがそうでもないのです。ドイツとスイスで長く暮らした友人から聞いた話ですが、たとえば、日本では自分が翌日休みを取ろうとするときには、前日に「明日は休みますからよろしく」とチームの誰かに伝えておくと、たいていほかの人にも伝わるだろうと当てにすることができます。ところが、かの地ではそれが当てにできないらしいのです。5人のチームなら、5人全員に言わないといけないということでした。

私の経験でも、見学を依頼してアポイントをとって出かけても、当日行くと本人が不在で、ほかの人は何も聞いていないということがよくありました。職場でも、個人主義が徹底しているからなのでしょうか。互いに忖度《そんたく》し合う日本とは、明らかに文化の違いを感じるところです。

英国の精神科病院で研修したときも、スタッフ同士の仲の悪さに驚かされたものでした。ある病棟のスタッフミーティングに参加したときには、互いに厳しく批判し合ったかと思うと、次の週のミーティングでは全員が黙り込んで、40分も沈黙が続くといったことがありました。

当時は、サッチャー首相が斜陽化した英国経済にとってのお荷物となっていたNHSの予算を大幅カットする方針を打ち出しており、全国各地で医療機関が次々と閉鎖・縮小されていたのです。スタッフの仲がこんなに悪いのは、そうした状況の中でスタッフの不安が募っているせいではないかと思われました。

危機は人々を分断する？

危機は、人々を結びつけると同時に、分断もします。災害直後には「英雄期」があり、それに続いて「ハネムーン期」があるという説を前に紹介しましたが、実はこの後に訪れるのが「幻滅期」なのです。

被災者の忍耐が限界に達して、援助の遅れや行政の失策への不満が噴出、人々はやり場のない怒りにかられ、けんかなどのトラブルや飲酒問題が出現すると、ロモは述べています。この時期には、被災者は個々の生活の再建と個人的な問題の解決に追われるため、地域の連帯や共感が失われるというのです。

危機は人を引き寄せる?

英国のNHSでは医師と看護師が慢性的に不足していて、以前から海外からの労働力に大きく頼っていました。精神科医療においてはその傾向が特に著しく、私がいたホステル病棟[*7]では、16人の患者に対してスタッフは私を入れて5名しかおらず、そのうち英国人は白人の女性准看護師一人だけでした。後はマレーシア人の男性看護師長に、ナイジェリア人の男性准看護師、ガーナ人の女性看護助手と日本人研修生の私という、まさにインターナショナルな構成でした。しかも私が入ったせいか、ガーナ人看護助手は間もなく別の病棟へ異動させられてしまいました。

　そうした英国でＣＯＶＩＤ‐19の蔓延により、何カ月も外国からのスタッフのリクルートを停止せざるを得なくなってしまったのです。そこでとられたのが、看護学生の動員と、夏に卒業予定の医学生を春に「繰り上げ卒業」させて現場に送り込むという窮余の策でした[*8]。

　看護学生は、コロナ前線への招集期間は実習時間にカウントされ、同時にお給料が国から支払われることになりました。断れば、実習時間不足で卒業が延期されるのですから、多くの学生たちが不本意ながらも前線招集を承諾したのだそうです。

　さらに、急遽編制されたコロナ病棟には、病欠を見越した数のスタッフが不急の病棟を閉鎖して集められたために、空前の「病棟スタッフ過剰」現象が起きたと、ピネガーさんは記しています。病欠を見越した数のスタッフを集めるというのもすごいですが、そのおかげで、普段は看護師がコンタクトを取るのも一苦労だった医師たちが何人も病棟内にいるという恵まれた状況が生まれたそうです。それで、スタッフ同士が仲良く談笑するゆとりが生まれたのかもしれません。

　こうして、英国ではＣＯＶＩＤ‐19とのたたかいでみな疲れ果てていたにもかかわらず、この１年でＮＨＳの医療従事者数が記録的な増加を見せたといいます。[*9] 看護師は１万３３１３人増加して、過去最高の29万９１８４人と、実に４・７％も増えたそうです。同様に、医師も前年比５・２％増、その他の医療従事者も４・５％以上の増となっています。

海外からの入国規制で外国人医療従事者に頼れなくなったのに、医療従事者の数がこれほど増加したのは、英国人や英国在住者で医療に従事する人が増えたからでした。まるで、英雄期とハネムーン期が一緒に来たようです。

英国の看護師が「辞めたくても辞められない」背景

ピネガーさんが、こうした看護師の増加の背景として挙げているのは、一つには英国の看護師免許制度です。もともとこの制度のために「離職したくてもできない」状況があり、そこに復帰してきた人が加わって、全体として増えたというのです。

どういう制度なのでしょうか。ちょっと解説しましょう。

日本では、看護師資格を取得すると、罪を犯して有罪判決でも受けない限り、そのままずっともっていられますが、英国では3年ごとに免許の更新が義務づけられています。しかも更新するには、「３年間で４５０時間以上の臨床経験と、35時間の研修」などの厳しい条件があり、これを満たしていないと免許登録を取り消されてしまいます。そして再登録をするには、“Return to Practice”（実践に戻ろう）と呼ばれる登録復帰プログラムに参加し、３カ月の病棟実習をしなければなりません。さらに、再登録を申請するには膨大な量の書類提出が求められます。このように、いったん辞めると復帰するにも高いハードルがあるため、辞める人が少ないというのです。

もう一つ、英国で看護師が辞めない背景にあるものとしてピネガーさんが挙げているのは、ＮＨＳ看護師の独自の給与システムです。

ＮＨＳでは、新卒看護師から全国の看護職のトップまで、経験に応じてＢａｎｄ５からＢａｎｄ９までのランクがあり、給与と役割が全国一律に定められているのです。ちなみに、英国ではランクが上の看護師は、すぐ下のランクの看護師を指導・監督する役割があるとされています[*10]。

そして、いったん看護師を辞めて再就職しようとする場合、間に１カ月以上のブランクがあると、どのランクであったとしても、一番下のＢａｎｄ５からの再出発になるというのです。それは嫌ですよね。そのため英国では、辞めるときにはブランクが絶対に生じないよう、転職先を見つけてから辞めるという看護師が多く、全体として看護師の数が減ることはあまりないそうなのです。

今回、英国政府は深刻な看護師不足を解消するために、"Return to Practice"の復帰プログラムを簡素化し、「仮登録」を行えるようにして、定年やキャリアチェンジのために看護師登録を解除した人を現場に呼び戻すキャンペーンをしました。この呼びかけに応えて、離職した看護師たちの多くが仮登録で現場に戻ってきて、そのうちかなりの人数が「本登録」をしたそうです。

感染拡大のたびにロックダウンを繰り返した英国では、看護以外の仕事についていた元看護師が失業して医療現場に戻ってきたのも、看護師の数を押し上げた可能性があります。

看護学部への出願者が増えた理由は？

英国では就業する看護師の数だけでなく、大学看護学部への出願者数も、２０２０年度（9月入学）は前年度を15％も上回ったそうです[*11]。どの国でも、不況になると失業の恐れがない看護師を志望する人が増えます。今回の出願者には、男子や成人の比率が高いという特徴があるそうですから、安定した職業を求めて出願した人が多いという説もうなずけます。

ですが、ピネガーさんは、看護が不況に強い仕事であることを意識して出願した学生ばかりではないと言います。実習に来る看護学生たちを見ていると、「医療危機を乗り切るために、少しでも役立ちたい」という純粋な気持ちを口にする学生が多いのだそうです。まさに「英雄期」効果かもしれませんが、そこには英国の文化も関係がありそうです。

英国で半年間暮らしてみて、私はそのチャリティ文化の社会への浸透ぶりと国民のボランティア精神の高さに驚きました。病院の看護師宿舎で親しくなった看護学生のひとりは、精神科病院で働いた後、身体障害者が運営にも参加しながら自立的に共同生活を送るチャリティ団体の福祉施設のスタッフに転身しました。定年後の今は、刑務所に収監されている受刑者に毎月1回面会に行き、コーヒーを飲みながらおしゃべりをするというボランティアを夫婦ともどもやっています。お互い、分かっているのは相手の名前だけだそうで、公的機関がボランティアを募集し選考するのだそうです。受刑者が社会とのつながりをもち続けることで、更生しやすくするための制度だということでした。

　このように英国では、障害者福祉の分野でも司法の分野でも、公的なシステムと民間のチャリティ団体やボランティア活動をする個人が切れ目なく結びついてさまざまなサービスが行われているのです。そこには、英国発祥のラグビーの精神でもある、“One for All, All for One”と共通する根っこがあるように思います。

看護師が働き続ける理由、ふたたび

２０２１年６月28日の「ナーシング・タイムズ」に、“I’m not a hero or an angel – I’m a nurse and proud of it”と題する投稿が掲載されていました。日本語に訳すと、「私は英雄でも天使でもありません。私は看護師であり、そのことに誇りをもっています」。投稿者は、ＮＨＳの病院の小児科で働く看護師、ケイト・モーガンさんです。

実は、日々看護の仕事は進化し続けているにもかかわらず、これまで英国での看護師という職業への国民の理解は、ほかの国々と似たり寄ったりで、「無私の聖人」か「母のようなケア」、それでなければ「セクシーナース」といったものでした。モーガンさんは、「ただの看護師」というような物言いに出くわすたびに、「看護師は、おしもの世話をしているだけじゃない。科学と臨床判断を用いて命を守っている知的なプロフェッショナルなのよ」と言い返していたそうです。

ところがＣＯＶＩＤ－19のおかげで、人々はようやく看護には精神的にも肉体的にも忍耐力が必要であることに気づいたというのです。看護師は一晩で、それまでの過小評価から「英雄」になり、文字通り、国を生かし続けている有能な労働力となったのです。

何週間もの間、木曜の夜8時には人々がバルコニーや玄関、車道にあふれ出てきて拍手しました。救急外来のスタッフルームには、いろいろな食品や飲み物が届き、消毒液でひび割れた手のためのクリームやローション、感謝の手紙があふれました。

ところがです。２０２１年5月、英国政府は、先延ばしにしていたＮＨＳの看護師や医師の賃上げ率を１％とすると発表したのです。それは、ほかの公務員の上昇率からいっても低いもので、ほとんどの看護師たちは、顔面パンチを食らったように思いました。そして、全国各地で看護師や医師たちが抗議活動をし始めたのです。

そんなタイミングでの投稿でした。「私は英雄でも天使でもありません」というのは、看護師たちの切実な叫びなのでした。

*1 ピネガー由紀「野戦病院化する英国コロナ病棟」日経メディカルAナーシング、２０２０年２月26日。https://medical.nikkeibp.co.jp/leaf/mem/pub/anursing/pineger/202102/569275.html?n_cid=nbpnmo_mled_html-new-arrivals

*2 中井久夫『災害がほんとうに襲った時　阪神淡路大震災50日間の記録』あとがき、みすず書房、２０１１年。

*3 マニアというのは、一つの関心事に熱中している人のことではなく、もともと躁状態についていう医学用語です。

*4 ピネガー由紀「コロナ病棟が自分の職場になった日」日経メディカルAナーシング、２０２０年11月４日。https://medical.nikkeibp.co.jp/leaf/mem/pub/anursing/pineger/202011/567734.html

*5 D・ロモ『災害と心のケアハンドブック』第2版、アスク・ヒューマン・ケア、２０１１年。

*6 前掲記事「コロナ病棟が自分の職場になった日」。

*7 慢性期の患者のための開放病棟で、日中はスタッフがいますが、夜は隣の病棟の夜勤看護師が巡回に来るだけです。患者の多くは症状が残っていますが、日中は作業療法に出ていたり、好きなところに外出していたりして、食事の時間以外は病棟にはあまりいません。

*8 前掲記事「コロナ病棟が自分の職場になった日」。

*9 ピネガー由紀「英国でコロナ禍でも看護師が増える3つの根拠」日経メディカルAナーシング、２０２１年２月４日。https://medical.nikkeibp.co.jp/leaf/mem/pub/anursing/pineger/202102/568902.html

*10 Ｂａｎｄ４以下には、看護助手も含まれていて、看護師はチームの一員として看護助手を指導する役割があります。

*11 前掲記事「英国でコロナ禍でも看護師が増える3つの根拠」。英国の大学（学部）は3年で卒業となります。

III.

医療者を突き動かす共感ストレス

ある看護師の話から

がん治療で有名な佐々木常雄医師のウェブコラムに、コロナ病棟に勤務する看護師Aさんから聞いたという話が紹介されていました。[*1] それは、こんな話です。

Aさんは、コロナ病棟に異動になる前、消化器内科病棟に勤務していました。そこでは終末期のがん患者さんを担当することもよくあり、Aさんは懸命に看護していたそうです。患者さんが亡くなった後に遺族からは「よくやってくださいました。ありがとうございました」と感謝の言葉をもらっていたのですが、彼女自身は「もっとやれることがあったのではないか」と、夜ベッドに入ってからも反省を繰り返す毎日だったと言います。

そんな彼女ですから、コロナ病棟に異動を命じられたときも、嫌とは思いませんでした。政府もマスコミも「医療者に感謝」と繰り返し、ブルーインパルスが空に舞って激励してくれました。でも、同僚が一人、また一人……とさまざまな理由で辞めていきました。気づくと、ほかの病棟からやって来る補充の看護師にコロナ病棟でのルールや感染防御について教えることが、Aさんの役目となっていました。

一日の勤務が終わり、重い感染防護服を脱いで寮の部屋に戻ると緊張から解き放たれますが、とにかく何もしたくなくてグッタリとしてしまい、そのまま寝てしまうこともあります。それは、以前の病棟では感じたことのない、尋常ではない疲れ方でした。

ところが、その年の暮に支給されたボーナスの金額を見て、Aさんは愕然としてしまいました。コロナのために病院全体の赤字が増えたという理由で、支給額が減らされていたのです。お金には執着心はないほうだというAさんも、さすがに「こんなに働いて頑張っているのに……」と思うと、余計に滅入ってしまったのでした。

佐々木医師が、このAさんから聞いた話を看護師長に伝えたところ、看護師長から返ってきたのは、「看護師の使命感です」という言葉だったというのです。佐々木医師はこのコラムの最後を「体を壊さないようにAさんに休みをあげてほしい……私は心の中で祈りました」と結んでいます。

英国のコロナ病棟で働くピネガーさんは、過酷な現場で心の支えになっているのは「プレッシャー」だと答えていました。果たして、看護師を支えているのはプレッシャーなのでしょうか。それとも、使命感なのでしょうか。

看護は聖なる職業か

そもそも使命感というのは、どういうものなのでしょうか。調べてみました。『広辞苑』（第7版）には「与えられた任務をやりとげようとする責任感」とありましたが、たとえば「レポートを期限までに仕上げなければ」と思ったとしても、それを使命感とは言いませんね。それで、小学館の『精選版 日本国語大辞典』をひいてみると、「与えられた任務をなしとげようとする気概や責任感、特にその任務に格別の意義と誇りをもってあたる場合の感情をいう」とありました。なるほど。

ついでに、「使命」を『日本国語大辞典』でひいて見ました。すると、「使者として命ぜられた命令や用向き」と並んで、「与えられた重大な任務。自分に課せられた尊いつとめ。天職」という意味も記されています。つまり、使命とは神に使わされた聖なる任務（ミッション）のようなもののようです。人々の命や生活を守るといった任務に当てはまるのでしょう。そこには、看護師のたとえによく使われる「白衣の天使」や、そこから連想される「献身」「自己犠牲」といったイメージともつながる意味合いが含まれているようです。

「白衣の天使」と聞いて人々がまず思い浮かべるのは、ナイチンゲールでしょう。彼女は10代の頃に、「私に仕えなさい」という神の声（召命）を聞き、そのことをきっかけに何か人の助けになるような大切な仕事をしたいと強く思うようになったと伝えられています。こうした物語は、看護がある種の崇高なミッションとして世界に広まるのに一役買ったのではないでしょうか。

それから２００年、今では日本でも４年制の看護系大学が増え、大学院に進学して専門看護師などの高度実践看護師を目指す人や、博士号を取得して看護学の研究者や教育者となる人も増えてきました。今や、看護部長が病院の副院長として経営管理の一翼を担う時代です。それにつれて、男性看護師も着実に増え続けています。看護は聖なる任務というより、一つの専門職として位置づけられるようになっているのです。

こうした変化とともに、かつては看護を学ぶ若い人たちに看護師としての使命を心に刻み込むための儀式でもあった「戴帽式《たいぼうしき》」が、教育の場から徐々に姿を消しつつあります。特に看護大学ではあまり行われなくなってきました。それでも、あの厳かな戴帽式のキャンドルサービスにあこがれて看護学生になったという人は今でも結構います。なんとなく神聖な雰囲気で、自分も高められるように感じるのでしょうか。

職業としての看護

　冒頭に紹介したAさんは、消化器内科病棟で働いていた頃から、常に「患者に寄り添う、心も寄り添う」そんな看護がしたいと思っていたそうです。ところが、コロナ病棟では感染防止のため、なるべく患者から離れて看護をするようにと指示されました。患者のそばに長くは居られませんし、患者から手を差し出されても、握ることもできません。モニターを見て、データをチェックする毎日です。現実は分かっているつもりでも、Aさんは「私がやりたいと思っている看護ではない」と考えてしまうのでした。

　たしかに、そこには看護師としての使命感といっても良いような意識も見てとれます。でも、それだけではないのではないか、と私は思うのです。使命ではなく、これが自分の選んだ仕事だと思うからこそ、クライエントである患者が満足し、自分でも満足できる仕事がしたい、そんなやりがいがもてるような仕事をしたいと思っているのではないでしょうか。

仕事だからこそ、働きに応じた報酬を期待もするのではないでしょうか。実際に、Ａさんは連日、コロナとのたたかいでくたくたになるまで働いていながら、ボーナスが普段より減らされたことを知って、「あれほど頑張ったのに、認められないのか……」と気が滅入ってしまいました。英国ＮＨＳの看護師のように、「私は英雄でも天使でもありません」と声を上げられれば良いのですが。

相応の報酬を期待するのは、職業をもつ者としては当然のことでしょう。その仕事から得られる報酬と満足感ややりがいがどれほどであるかは、たいていの人が職業を選択する際の基準ではないでしょうか。

ところが、今回のように、働きに見合った報酬が得られないときに限って、使命感という言葉がもち出されるようです。看護師の感情を麻痺させ、仕事へと突き動かす現場のプレッシャーを、使命感という美しい言葉で言いつくろっているようにも思えます。働いている本人は、そう言われて納得するでしょうか。

「看護師の使命感です」と言った師長だけではありません。これだけ医学や医療技術がめざましく進展している時代になっても、看護には「無償の愛」「無私の心」といった表現が誉め言葉としてしばしば使われます。コロナ病棟などで、わが身の危険も顧みずに働いているかに見える看護師の奮闘ぶりを見ると、余計そんな表現をしたくなるのかもしれません。

でも、考えてもみてください。「無償」というのは、見返りを求めない、つまり報酬も感謝も期待しないということです。「無私」というのも、自分のため、自分の満足のために働いているわけではないということです。当然ながら看護師は決して無償で働いてはいません。むしろ、女性の職業としては、かなり高い報酬を得ている部類に入ると思います。ただし、それが仕事に見合うだけの額かどうかについては、Aさんのボーナスや NHS の賃上げの例もあるように、大いに疑問が残ります。

看護師の職業意識と慈悲心

ただ、看護師がもつ職業意識には、「使命感」を思わせるような、独特の意識があるのも事実です。倫理感のようなものと言っても良いでしょうか。

それには、看護の対象となるクライエントがなんらかの傷を抱え、痛みと苦しみの中にいる人だという現実が大きく関係しています。その痛みと苦しみを理解し、癒してくれる人として看護師は求められているのです。

ただ、傷ついた人、苦しむ人を目撃したときには、看護師でなくても「放ってはおけない」「なんとかしてあげたい」「何かしてあげなければ」という気持ちが湧いてくるものです。大きな災害のたびに多くのボランティアが被災地に駆けつけるのも、そうした思いに突き動かされてのことでしょう。ニュースを見ているだけで、気の毒で居てもたってもいられなくなるのです。自分が安全な場で、のうのうとテレビを観ているのが申し訳ないような気がしてきます。

このような、傷ついた人をあわれみ、いたわしく思う心の動きを、中国戦国時代の儒学者である孟子は「惻隠《そくいん》の心」（惻隠の情と言うこともあります）と呼び、「惻隠の心なきは、人にあらざるなり」と言ったと伝えられています。惻隠の心を人間性の一つとみなしたのです。

一方、近年、援助者のメンタルヘルスが社会的に注目されるようになる中、“compassion《コンパッション》 fatigue《ファティーグ》”という言葉が登場しました。日本語では「共感疲労」と訳されています。“compassion”というのはもともと「思いやり」とか「同情」「慈悲心」といった意味合いで使われる言葉です。まさに惻隠の心ですね。

共感疲労は共感ストレスの結果、引き起こされます。すなわち、目の前で傷つき苦しむ人を見て、「なんとかしてあげたい」「何かしなければ」と感じること自体が、心理的ストレスになり、心身の疲弊状態を引き起こすというのです。それが共感ストレスです。

共感ストレスから共感疲労へ

それにしても、なぜ同情や慈悲心がストレスとなるのでしょうか。

それは、誰も万能ではなく、不死の人もいないからです。目の前の苦しむ人をなんとか救いたいと思っても、結局は「何もできない」「何もしてあげられなかった」ということがしょっちゅうです。万能薬も１００％成功する手術などもありません。なんでもできるように思うのは、救世主妄想です。世の中は一時しのぎにはなっても、根本的な解決には至らないことだらけと言ってもいいでしょう。

大規模な事故や災害ともなると、すべての人を救うことは至難の業です。そのために、トリアージと言われる治療の優先度を決める作業が必要になります。ＣＯＶＩＤ-19

が蔓延し、重症肺炎の患者が爆発的に増えたとき、命を救うための最後の切り札であるＥＣＭＯ《エクモ》という人工心肺装置の数が足りなくなり、誰を優先するのかの判断を迫られる事態が生じました。そんなとき、いくら合理的に判断したとしても、救えなかった人に対して申し訳なく思ったり、無力な自分に絶望したりすることは避けられません。それは、ときにうつ状態といっても良いほどの落ち込みを引き起こします。

　これが共感疲労です。傷ついた人を目撃したり、体験談を聞いたりしたときなどに生じるものですが、もともと米国の看護師たちが自分が担当する患者が亡くなったときなどに感じる独特の疲れをこう呼んでいたのでした。精神医学的には、二次的外傷性ストレスという用語もあります。傷ついた人との同一化を通して起こると考えられ、代理受傷、外傷性逆転移などと呼ばれることもあります。

共感疲労の多様な症状

共感疲労の症状はさまざまです。後で述べますが、トラウマを負った人が陥るＰＴ

SD（心的外傷後ストレス障害）と似た症状も少なくありません。その一部を列挙すると、たとえば次のようなものがあります。

・患者や被害者が体験した苦痛や恐怖などが、まるで自分が体験したかのようにフラッシュバックや悪夢となって繰り返しよみがえってくる。
・過覚醒状態となって、ちょっとした刺激に過剰に反応したり、不眠になったりする。看護師の場合は、異変を知らせるアラーム音が耳について離れなくなるようなこともある。
・知らず知らずのうちに刺激を回避しようとするようになり、援助すべき人と接することをできるだけ避けようとしてしまう。
・仕事に対するエネルギーや能力が落ち、自分がこの仕事に向いていないと思うようになる。
・身近な家族や友人、同僚にイライラしてしまい、相談することができない。自分は独りぼっちだと感じて、家庭や職場での人間関係がぎすぎすしてくる。
・飲酒や喫煙、過食、ギャンブル、買い物といったものが止められなくなり、アディクション（嗜癖《しへき》）に陥る。

・腰痛や片頭痛などの慢性の痛みに悩まされる。精神的には、うつ状態となる。

こうして、人相手の仕事自体がストレスになっていき、やがて離職にまで至ることも珍しくありません。

バーンアウトと共感疲労の違い

対人援助職のメンタルヘルスに関する深刻な問題としては、バーンアウト（燃え尽き）症候群がよく知られています。主として人を援助する仕事に身を捧げているうちに、心身ともに疲弊してしまい、クライエントに関心がもてなくなったり、人として扱えなくなったりして、仕事に達成感がもてなくなる状態です。ついには、その仕事を辞めてしまう原因にもなります。

一方、共感疲労はバーンアウトと似たところもあるのですが、バーンアウトが何年もかけて起こってくるのに対して、共感疲労は瞬時にも起こるという点が違うところです。たとえば、実習生や新人が、初めてその場に足を踏み入れた途端に雰囲気に圧倒され、次の日には出て来られなくなるといったことが起こりうるのです。

　でも、たいていの場合、本人も自分に何が起こったのか、どうしてなのかが分かりません。そんな自分をダメな人としか思えず、助けが必要な状態とは気づけないのです。ましてや、ほかの人はもっと訳《わけ》が分かりません。ですから、共感疲労はすぐに対処すれば回復も早いのですが、対処が遅れてしまいがちです。

救援者の罪悪感

　ところで、看護師のＡさんは、終末期のがん患者さんが亡くなった後に遺族から感謝されても、「もっとやれることがあったはずなのに」と、夜ベッドに入ってからも繰り返し反省していました。コロナ病棟ではなおさらだったようです。

「コロナの患者さんが亡くなると、（中略）あの方には何もしてあげられなかった……もっと言いたいことがあったのではないか……そう思うのです」とＡさんは語っています。

がん患者の場合、いつ頃亡くなるかはある程度予測が可能です。それでも後悔することばかりだったのですが、コロナによる死は突然やってきて、実際に「何もできない」ことが多かったのです。そばで看取る家族もいません。そんな気の毒な状況で死なせてしまったという思いが、自分の思うような看護ができなかったことへの罪の意識をいっそう強めるのでしょう。

そう感じるのは、看護師だけではありません。

自身が院長を務める病院でCOVID－19の院内クラスターが発生し、誤嚥性《ごえんせい》肺炎を繰り返していた高齢の患者が亡くなってしまったときのことを、救急科専門医である薬師寺泰匡《ひろまさ》医師はこう記しています。[*2]

> 寝たきりでコミュニケーションも難しい状況の方でした。発症から悪化までの経過がとても早かったです。「高齢者がコロナにかかって亡くなったら、それは寿命だ」という論調がありますが、正直自分にはそこまで割り切ることはできません。ただでさえ、家族はコロナ禍で面会ができていません。コロナでお亡くなりになった方は、基本的には直接火葬場に行き、家族と次に会えるのはお骨になってからとなり

ます。罵声を浴びせられることも覚悟しておりましたが、ご家族は理解を示してくれました。それだけに、余計につらいものがありました。

感謝されればされるほど、自分がふがいなく罪の意識を感じてしまうのです。

無力感・罪悪感の裏返しとしての献身と看護師の感情ルール

コロナ病棟で働く看護師のAさんは、「それでも、いまは辞められません」と言います。「看護師長は毎日のように苦労して欠員の補充を考え、勤務表とにらめっこしてやりくりしているのに、『疲れたから何日か休みたい』なんて、みんなに迷惑になるから絶対に言えない」と言うのです。ここでも、看護師長や同僚への思いやりが邪魔をして、「辞めたい」はおろか、「休みたい」とも言い出せないのです。

それには、「逃げてはいけない」という感情ルールが働いているようです。傷つき苦しむ人を見たとき、「なんとかしなければ」「何かしてあげたい」と前のめりになる気持ちが湧く。それが共感ストレスだと前に書きましたが、こういうときには「怖い」「見たくない」「逃げ出したい」という後ずさりしたい気持ちも同時に湧くのではないでしょうか。でも、医療者である以上、「逃げてはいけない」という思いが自分を引き戻すのです。この前のめりになる気持ちと後ずさりしたい気持ちの葛藤も、共感ストレスには含まれるのではないかと思います。

小心者の私などは、もっぱら「逃げ出したい」派です。飛行機などで旅行中に病人が出て、「お医者さんか看護師さんはいらっしゃいませんか」という機内アナウンスが流れても、目の前で倒れられでもしない限り、私は名乗り出ません。それには、精神科でしか経験がないからという自分としてはまっとうな言い訳があるのですが、それでも医療者のはしくれとして、やはりここは出て行かなければいけないかもという気はしますし、出て行かないことが申し訳なく、罪の意識のようなものがあって、隠れたくなります。

私でさえそうなのですから、人を救うのが自分の務めと考えている医療関係者は、どんなときも逃げてはいけないという気持ちが人一倍強いのではないでしょうか。そして、逃げ出したいと思う自分は看護師失格だと思い、ますます仕事に励まなくてはと自分を奮い立たせている看護師も多いのではないかと思います。

コロナ病棟で働くAさんも、疲れが取れないまま勤務に出てきているのですが、重い感染防護服に着替えると、「しっかり働かなければ」という気持ちが湧いてくると言います。そして、患者さんのそばに行って目と目が合ったとき、「この方は無事だった。生きていてくださった。データが少し良くなってきている。頑張らなきゃ」と思うと言うのです。

　この、Aさんの「生きていてくださった」という言葉から、コロナ病棟の看護師がどれほど「患者をいつ死なせてしまうか分からない」という恐怖を感じながら働いているかが分かります。「患者さんが無事に生き延びてくれるだけで、ありがたい」という思いが聞こえてきそうです。患者が生きていてくれるだけで、まるで自分への贈り物のように感じられるのでしょう。こうして、罪悪感や無力感が献身へと置き換わっていくのです。

　さらに、次々と同僚が戦線離脱していく中、「自分が頑張らなくては誰がやるの？」という思いが、彼女をさらなる献身へと駆り立てているようです。でも、これでは共感疲労にまっしぐらも同然です。実は、共感疲労になりやすい人として、「ランボータイプ」という特徴が挙げられています。[*3] ランボーは、たった独りで巨悪に立ち向かっていく正義の兵士です。

映画『ランボー』（１９８２年）あらすじ

シルヴェスター・スタローン演じる主人公ランボーは、ベトナム戦争に従軍したグリーン・ベレーとして、ジャングルの中での孤独な戦いを生き延びてきた過去をもつ男である。旧友を訪ねるために寄った街で、彼は警官からの非道な嫌がらせに遭う。怒りを爆発させた彼は、近代兵器で武装した数百人の警官を相手に、一人きりの死闘をくり広げる。

医師であることが、死のリスクを高める

ここで、ローナ・ブリーンという米国の女性医師を紹介しましょう。

米国では、２０２０年１月に初めてのＣＯＶＩＤ－19が確認されたのを皮切りに、全米に感染が拡大し、同年４月末時点で累計感染者数が１００万人を超え、死者数も10万人近くに上っていました。そのため、医療機関はどこも混乱を極め、崩壊寸前で

した。

　当時、まだ40代だったローナ・ブリーン医師はニューヨーク市の2カ所の救急センター（ＥＲ）の責任者として危機対応の指揮をとっていました。彼女は敬虔なクリスチャンで、幼い頃からニューヨークのＥＲで医師として働くことを夢見て、医学と人を助けることを自分の使命と信じていたそうです。

　しかし、ときの大統領トランプは、ＣＯＶＩＤ－19はインフルエンザと同じようなものと豪語し、マスクすらも否定していました。そのため、救急医療の最前線で働くブリーン医師たちは、有効な治療法も見出せないまま、国からの支援もなく、十分な酸素や機材はおろか、ベッドさえも整わない中で、文字通り不眠不休のたたかいを強いられていたのです。

　やがて、ブリーン医師は自らも新型コロナウイルスに感染してしまいました。しかし、入院ではなく自宅での療養を選んだ彼女は、10日後には現場に復帰しましたが、思うように働くことができず、うつ状態に陥ってしまいました。それまで、彼女にはメンタルヘルス上の問題はまったくありませんでしたが、倒れる直前、彼女は父親に電話して、救急外来の廊下や救急車の中で次々と亡くなっていく患者たちの遺体を見たと話していたそうです。

とうとう自宅で起き上がることもできなくなった彼女からの電話で異変を知った妹が友人たちに連絡をとり、故郷のヴァージニア州シャーロッツヴィルに連れ帰って母親が医師として勤務する病院に入院させました。そしていったんは回復し、退院したのですが、その後まもなく、彼女は自から命を絶ってしまったのです。享年49。２０２０年４月末のことでした。彼女は次のような言葉を残していました。[*4]

“I couldn’t help anyone. I couldn’t do anything. I just wanted to help people, and I couldn’t do anything.”（私は誰も助けることができなかった。私は何もできなかった。ただ人を助けたいと思っただけで、何一つできなかった）

自死した医師は英雄として称えられるべきか

愛娘の非業《ひごう》の死に、元外科医でもあるブリーン医師の父親は、「彼女は本当に最前線の塹壕にいた」とニューヨーク・タイムズの記者に語っています。[*5] 救急センターは野戦病院ですらなく、塹壕と化していたのです。父親はまた、「彼女は、自分の仕事を成し遂げようとしていた。それが彼女の命を奪った」「彼女は英雄として称えられなくてはならない。今回亡くなったほかのすべての死者と同様、彼女も犠牲者だ」とも語っています。

勤務先の病院も、「ブリーン医師は救急部門の厳しい最前線に、医学の崇高な理想をもたらした英雄だ」との声明を出しました。また、彼女の生地でもあったシャーロッツヴィル警察署長は、ブリーン医師の死去を伝える報道発表で、彼女を「英雄」と称えつつ、次のような声明を出しました。[*6]

> PPE（個人用防護具）は、感染の可能性を減らすことはできますが、ローナ・ブリーン博士のような英雄たる救急要員を、この病気によって引き起こされる精神的なダメージから守ることはできないのです。

でも、自ら死を選んだブリーンさんを「英雄」として称えて良いのでしょうか。第2、第3のブリーン医師が生まれては困るのです。

当時、ニューヨーク市内では毎晩7時に、医療者やエッセンシャルワーカーを称えるための拍手が行われていましたが、ある集中治療室の医師は、その拍手について「それを聞く度、私は泣いてしまう。変な話かもしれないが、私たちはこの病気に打ち負かされたと思っており、誰も英雄だと感じられないのです」と心境を語ったとニューヨーク・タイムズは伝えています。

実際、このブリーン医師の死をきっかけに、米国では医師や研修医・医学生の中にバーンアウトやうつ病が広がっており、毎年、３００〜４００人もの医師が自殺していることなどが広く知られることになりました。これは、一般の人の2倍以上にも上るのですが、その多くは精神疾患を自分の弱さとみなし、さらに医師としての職や資格を失うことを恐れて、精神科を受診しようとしないでいるうちに追い詰められてしまい、自殺にまで至っているのだそうです。ブリーン医師もその一人でした。ブリーン医師が所属していた米国救急医学会の会長も、ブリーン医師の死は多くの医療従事者が経験している苦痛を浮き彫りにしたと指摘しているそうです。

現在、ブリーン医師の遺族は“Dr. Lorna Breen Heroes' Foundation”という財団を設立し、医療関係者をバーンアウトやうつ、自殺、薬物依存などから守るための活動を始めています。そして、２０２１年8月25日にはその柱となる「ローナ・ブリーン博士医療従事者保護法」[*7]が、米国上院を全会一致で通過しました。

*1　佐々木常雄「『なぜ看護師になったのか？』コロナ病棟に勤務してから頭をよぎる思い」日刊ゲンダイヘルスケア、２０２１年５月19日。https://hc.nikkan-gendai.com/articles/276242

*2　薬師寺泰匡「【詳細】ＣＯＶＩＤ-19院内クラスター発生と対応（対策３日目〜）」日経メディカル、２０２１年６月10日。https://medical.nikkeibp.co.jp/leaf/mem/pub/series/yakushiji/202106/570702.html?n_cid=nbpnmo_fbed&fbclid=IwAR2LA2q2Qt2iwF32q_5yRZCV9AYoFdM_l9taWMtHJ6pbxVmBbpRrEu21EF0

*3　Ｊ・Ｌ・ハーマン、中井久夫（訳）『心的外傷と回復』みすず書房、１９９６年。

*4　Knoll, C.,Watkins, A. & Rothfeld, M. (2020, July 11) ‘I couldn’t do anything’: The virus and an E.R. doctor’s suicide, *The New York Times*. https://www.nytimes.com/2020/07/11/nyregion/lorna-breen-suicide-coronavirus.html

*5　「ニューヨーク市内病院、救急医療室の医師が自殺」mashup NY、２０２０年４月28日。https://www.mashupreporter.com/new-york-city-doctor-suicide-coronavirus/

*6　*CPD Responds to Death of Dr. Lorna Breen*.(2020, April 27). Charlottesville Police News. https://www.charlottesville.gov/CivicAlerts.aspx?AID=117&ARC=884

*7　The Dr. Lorna Breen Heath Care Provider Protection Act. https://drlornabreen.org/about-the-legislation/

Ⅳ.

トラウマ体験とはどういうものか

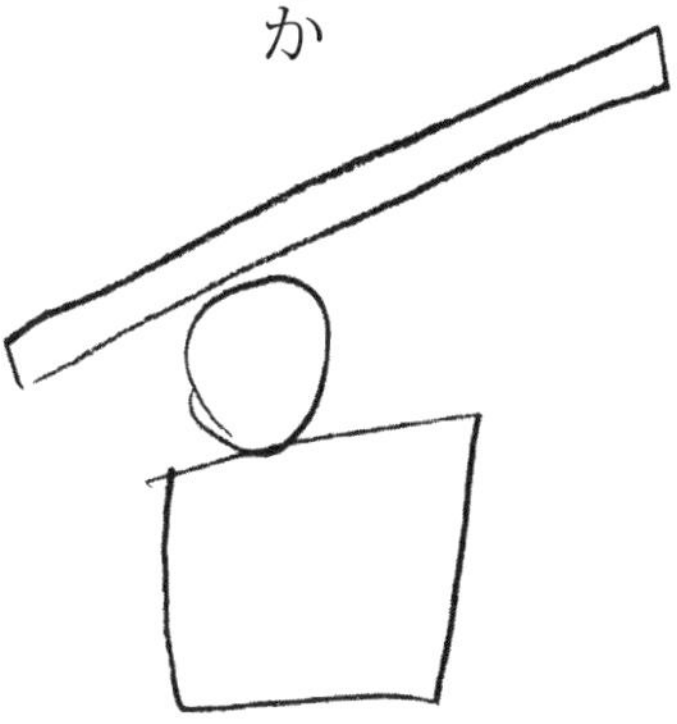

ブリーン医師をうつ病による死へと追いやった共感疲労は、二次的外傷性ストレスとも呼ばれます。間接的にトラウマを体験することで、直接それを体験した人と同じようなストレス反応を示すのが特徴です。

ブリーン医師は倒れる直前に、治療も受けられないまま救急車の中や救急外来の廊下で息絶えた大勢の患者の遺体を目撃していました。この体験は定義からすると、二次的外傷性ストレスと言えますが、治療者としての衝撃の度合いから言えば、一次的なトラウマ体験と言ってもおかしくないものだったと思われます。

さらに、彼女は新型コロナウイルスに感染してしまいました。それでなくても、目の前で何人もの患者が見る見るうちに死んでいく姿を見ているわけですから、それはどれほどの恐怖だったでしょうか。彼女は救援者としての二次的外傷性ストレスのうえに、死ぬ危険性の高い感染症の患者となることで、トラウマを直接体験することになってしまったのです。

ブリーン医師は、10日ほど自宅療養したのち、職場に復帰しましたが、すでにうつ状態だったのでしょう。思うように働くことができませんでした。でも、目の前には自分が救わなければ死んでしまう患者がいる。しかも、このままでは望んでなったERの責任者として不適格の烙印を押されるかもしれない。そんな焦りと恐れから、彼女は誰にも相談もできないまま、追い詰められていったのでした。彼女にはいくつもの過酷なストレスが重なっていたのです。

トラウマとなる出来事とは

トラウマとは、もともと身体的な外傷のことを意味する言葉ですが、目に見えない心の傷としての意味で「心的外傷」と訳されます。精神医学的には、死に直面するほどの恐怖や無力感を覚えさせる、その人の対処可能な限度を超えた衝撃的な出来事を実際に体験したり、見たり、聞いたりしたことで引き起こされる、ぬぐいがたい心身の傷つきを指します。

前にも述べたように、もともとは戦争で負傷した兵士の精神不調として注目されるようになったものですが、今ではもっと広くとらえられるようになり、戦争でなくても起こりうる、決して特殊な体験ではないことが分かっており、約60％の男性と約50％の女性は、一生涯に少なくとも1回はトラウマを体験していると言われています。

国際的な精神障害の診断統計マニュアルであるＤＳＭ－５でトラウマとなる体験として、第１に挙げられているのは、災害や事件・事故などで命の危険にさらされる、重傷を負う、レイプなどの性的暴力の被害に遭うといった直接的な恐怖体験です。日本人には遠く感じられるかもしれませんが、戦闘やテロ、拷問、強制収容所や強制移民、難民体験なども含まれます。

第２に挙げられているのは、むごたらしい死の場面や、死にかけている場面を直《じか》に目撃する体験や、家族や親しい友人がトラウマを体験したことを知る、親しい人が暴力や事故で亡くなるといった間接的な衝撃的体験です。

つまり、ＤＳＭ－５では、トラウマが自分の身に起こった一次的なものであれ、ほかの人のトラウマ体験を見たり聞いたりして間接的にひき起こされた二次的なものであれ、同じくトラウマ体験と見なされているのです。

惨事ストレスとメンタルヘルスへの影響

ＤＳＭ－５でトラウマ体験として3番目に挙げられているのは、何度も繰り返し圧倒的な恐怖を経験したり、おぞましい場面に遭遇したりすることです。

こうした出来事を、英語では“critical《クリティカル》 incident《インシデント》”、そのストレスを“critical《クリティカル》 incident《インシデント》 stress《ストレス》”と呼んでいます。日本語では、「緊急事態ストレス」もしくは「惨事ストレス」と訳されています。悲惨な事件や事故、災害などの場合は、「緊急事態ストレス」というより「惨事ストレス」というほうが、ぴったり来るかもしれません。

なかでも災害は、死亡者や行方不明者の数や被災面積、破壊された家・建物の件数などで、その規模を測ることが多いのですが、それ以上の目に見えない被害をもたらします。メンタルヘルス上の被害です。

たとえば１９８６年に旧ソビエト連邦のウクライナで起こったチェルノブイリ原子力発電所の爆発事故では、放射能汚染による生物学的なリスクが重大な問題と考えられていましたが、国際原子力機関による調査結果では、生物学的リスクに比べて心理的影響のほうが大きかったと報告されています。また、国連の報告書では、この事故による最大の公衆衛生上の影響はメンタルヘルス上のもので、放射線被曝に伴う健康リスクに関する情報が不十分であったために、悪化したということです[*1]。

　また、こうした惨事ストレスにさらされやすい職業というものがあります。たとえば火事や災害、事件、事故などの際に現場に駆けつけて救援に当たる消防職員や救急隊員、医療関係者、警察官、さらには自衛官やボランティア、報道関係者などです。特に幼い子どもが犠牲になった場合や、児童虐待などにかかわる場合は、トラウマとなるリスクが高いと言われています。

　なかでもブリーン医師の例にもあるように、医療関係者は職業柄、亡くなった人や死に瀕した人を目撃することが多いうえに、感染のリスクも高く、医療事故や患者や家族などからの暴言や暴力、セクシャルハラスメントなどがトラウマとなって、休職や退職に追い込まれる人も少なくありません。

阪神淡路大震災と、急性ストレス反応としての解離

日本で災害時のストレスと「心のケア」が注目されるようになったのは、１９９５年の阪神淡路大震災がきっかけと言われています。前述した中井久夫先生の著作から、当時の神戸の状況を見てみましょう[*2]。

突然の直下型地震が神戸の街を襲ったのは、１月17日午前５時46分のことでした。街が活動を始める前で、ほとんどの人はまだ寝ていました。中井先生は地震が起きた瞬間のことを「最初の一撃は神の振ったサイコロであった。多くの死は最初の５秒間で起こった圧死だという」と書いています。その瞬間は、衝撃で目が覚めても何が起きたか分からず、ただ揺れていただけだったそうです。停電となり、テレビを見ることもできず、電話もなかなかつながらなかったため、自分たちの住んでいる神戸の街が震災の中心であるとは、家族の誰一人としてつゆ思わなかったということです。おそらく、テレビでそれを知ったとしても、現実とは思えなかったでしょう。

実は、「神戸に千年地震なし」という言い伝えがあったのだそうです。この、根拠な

き安全感が一瞬にして瓦解してしまうことほど、人間にとって恐ろしいことはありません。文字通りよって立つ地盤が足元から崩れ落ちるようなものです。

こうしたとき、フリーズして固まってしまう人や、頭が真っ白になって、自分でも何をしているか分からなくなる人、後になって何も覚えていないという人もいます。また、感情が動かない、何も感じないと感情麻痺を訴える人や、恐ろしい体験をしているのに、なぜか笑えてくるという人もいます。現実感がないと離人感を訴える人もいます。こうした反応は心理学的には「解離」と呼ばれる防衛機制であり、トラウマ体験に伴う急性ストレス反応の中心的症状です。

それでも、安全なところに避難することができ、安心して休息をとることができればほっとして、そこで初めて怖いという感情をとり戻すことができるようになります。

身体と行動に表れるトラウマの急性反応

人間が危機を察知したときには、身体がいち早く反応します。副交感神経が抑制さ

郵 便 は が き

料金受取人払郵便

河内郵便局
承　　認

373

差出有効期間
2022年10月
20日まで

（期間後は切手をお貼り下さい）

5 7 8 - 8 7 9 0

東大阪市川田3丁目1番27号

株式会社 創元社 通信販売係

創元社愛読者アンケート

今回お買いあげいただいた本

[ご感想]

本書を何でお知りになりましたか(新聞・雑誌名もお書きください)

1. 書店　2. 広告(　　　　　　　　)　3. 書評(　　　　　　　　)　4. We

5. その他

◉この注文書にて最寄の書店へお申し込み下さい。

書籍注文書

書　　名	冊数

◉書店ご不便の場合は直接御送本も致します。

代金は書籍到着後、郵便局もしくはコンビニエンスストアにてお支払い下さい。(振込用紙同封) 購入金額が3,000円未満の場合は、送料一律360円をご負担下さい。3,000円以上の場合は送料は無料です。

※購入金額が1万円以上になりますと代金引換宅急便となります。ご了承下さい。(下記に記入)
希望配達日時
【　　月　　日 午前・午後　14-16 ・ 16-18 ・ 18-20 ・ 19-21】
(投函からお手元に届くまで7日程かかります)

※購入金額が1万円未満の方で代金引換もしくは宅急便を希望される方はご連絡下さい。

通信販売係　　Tel 072-966-4761　Fax 072-960-2392
Eメール tsuhan@sogensha.com
※ホームページでのご注文も承ります。

〈太枠内は必ずご記入下さい。(電話番号も必ずご記入下さい。)〉

お名前	フリガナ	歳
		男・女
ご住所	フリガナ 〒□□□-□□□□ E-mail: TEL　　－　　－	メルマガ会員募集中! お申込みはこちら

※ご記入いただいた個人情報につきましては、弊社からお客様へのご案内以外の用途には使用致しません。

れ、交感神経が活性化されるのです。鼓動や呼吸が速くなり、口の中がカラカラに乾きます。胃がきゅっと縮むような感じもします。これは、「闘争か逃避か」の反応です。そしていったんそれが過ぎた後にも、トラウマを思い出させるような物音や振動、臭いや光景といった刺激をきっかけに、ふいにその体験がまざまざとよみがえってくることがあります。これがフラッシュバックです。単に過去の記憶を思い出すのではなく、リアルな身体感覚を伴って、あたかも今それが起こっているかのように経験するのです。過去が現実の中に侵入してくるような感覚です。同じようなことが、寝ているときに悪夢となって起こることもあります。

この結果、常に神経が警戒状態になり、ちょっとしたことに過敏に反応して驚いたり、眠れなくなったりします。また、疲れやすく、胸やのどが締めつけられるような苦しさや疲れやすさを感じたり、腰痛や肩こり、筋肉のこわばり、手足のだるさのほか、吐き気や下痢、胃痛といった消化器症状や頭痛、震え、動悸やめまい、発疹や喘息などのアレルギー症状やしびれといった症状が見られることもあり、免疫が落ちて風邪をひきやすくなったりもします。

また、行動面では、トラウマ的な出来事を連想するような人や場所、会話、活動、物や場所を避けようとして、人づき合いが悪くなったり、引きこもったりする人が出てきます。過覚醒状態になった神経の緊張を和らげようとして、あるいは出来事について考えたり思い出したりしないように、飲酒や喫煙、薬物やギャンブルなどのアディクションに陥る人も出てきます。また、集中力がなくなり、何かしていないと落ち着かないという人や、怒りっぽくなったり、子どもっぽくなったりして、家庭や職場でけんかやトラブルを起こす、といった反応を示す人もいます。

こうした急性反応は、衝撃度の大きい出来事の直後には多くの人が体験するものですが、たいていは時間とともに和らぎます。ところが、これが3日以上続き、対人関係や職業面において著しい機能障害を示すようになると、「急性ストレス反応」または「急性ストレス障害」と診断されます。

ＰＴＳＤの特徴

ＰＴＳＤ（心的外傷後ストレス障害）と診断されるのは、「急性ストレス障害」が１カ月を超えて持続する場合です。

その症状は、急性ストレス障害とだいたい同じようなものですが、後で述べる「生存者の罪悪感（サバイバーズ・ギルト）」や解離症状が持続することもよくあり、苦しみの度合いがより深刻で、長期にわたる治療が必要になります。身体症状で内科や外科を受診する人も多く、精神科を受診しても、その人の話をよく聞かなければＰＴＳＤと気づかれず、単なるうつ病や適応障害、ときには統合失調症などと診断されることがあります。抗精神病薬による治療やカウンセリングなども目立った効果がないまま、何年経っても治るということがない場合もあります。また、トラウマ体験から数週間から数カ月、時には何年も経って、何かのきっかけで発症することもあり、ＰＴＳＤは予想もつかない形でその人の人生を大きく左右するものとなることがあります。

東日本大震災時の救援ボランティアの体験を聞く

２０１１年３月11日の東日本大震災は、津波とそれに続く福島第一原子力発電所の爆発事故により、死者・行方不明者が２万人近くにものぼる未曽有の大惨事となりました。これは、阪神淡路大震災の４倍近い数字です。被災した範囲も東北地方から関東地方までを含む桁違いの広さでした。

また、阪神淡路大震災のときには、負傷者の多くは建物の倒壊による外傷か火災による火傷だったので、いち早く助け出し、処置することで命を救うこともできたのですが、東日本大震災ではほとんどの犠牲者が津波に飲み込まれての溺死であり、負傷し生き延びた人は多くありませんでした。そのため、余震が相次ぐ中、救援に赴いた人たちの多くは、膨大な数の死者を前に呆然とするばかりで、無力感に打ちのめされていました。

東日本大震災の比較的早い時期に救援ボランティアとして被災地で活動した看護師は、のちに被災地での体験を振り返って、「死の海にいったんは入って、生き延びてるんですよね」と言いました。そして、「残ってますよ、今も。がれきの中っていう残像と臭いと……」と語りました。

地元に戻ってきたときにも、「疲れを感じない、疲れているはずなのに休めない」と言い、「魂が抜けてる」状態で、「周りがすごい急いでて、私だけがぼんやりしている感じ」がしたそうです。これも一種の解離でしょう。

彼女は帰りのバスに乗ってから、「涙が止まらなかった」と言います。そのとき過去のつらかった体験の記憶が次々によみがえってきて、「自分のトラウマが上がってきた感じ」だったそうです。その後、彼女は地元の「きれいな景色ときれいな海を見るのが、すごく浄化になっている」と言い、「都会の人は自然の力がなくて、どうやって生き返ってるんだろう」と語りました。

ジャーナリストの惨事ストレス

東日本大震災の際に現地に派遣され、被災者を取材して悲惨な状況を伝えた報道関係者の中にも、惨事ストレスから被災者と同じようなフラッシュバックや悪夢に悩まされた人がいました。さらに、被災地から遠く離れた東京の新聞社や放送局内で取材映像や画像をチェックしていたスタッフやそれを伝えるアナウンサーなどの中にも、精神的なショックから部署を離れなければならなくなった人が出てきたそうです。[*3]

東京のテレビ局でニュースキャスターとして活躍していた丸岡いずみさんは、東日本大震災をきっかけにうつ病を発症した体験を本につづっています。[*4] その内容をかいつまんで紹介しましょう。

丸岡さんは、地方テレビ局のアナウンサーからフリーランスへと転向したのち、警視庁捜査一課の担当記者となり、24時間休みなく働いたそうです。警視庁捜査一課というのは、殺人、強盗、暴行、傷害、誘拐、立てこもり、性犯罪、放火などの凶悪犯罪の捜査を扱う部署ですから、当時から相当な衝撃にさらされていたのでしょう。

その後、夕方のニュース番組「news every.」のキャスターに抜擢《ばってき》された丸岡さんは、事件や海外での取材などもこなすかたわら、大学院で研究に携わるなど、充実した毎日を送っていました。それが一変したのが、２０１１年3月11日の東日本大震災でした。

丸岡さんは報道キャスターとして翌日には陸前高田に入り、以後、何度も被災地から悲惨な状況をレポートしました。そして突然、「眠れない」「食べられない」日々が続くようになったのです。頭に発疹ができ、下痢もひどくなりました。

丸岡さんはなにかおかしいと思い心療内科へ行きましたが、処方された睡眠導入剤は副作用が怖くて飲めなかったそうです。そのうちに、自分が何を話しているのか分からなくなり、簡単な文字にもルビ（読み仮名）を振らないと、怖くて原稿を読めなくなりました。焦燥感からの自殺衝動や被害妄想にも悩まされました。それでも、それがうつ病だとは認めたくなかったと言います。

　やがて、このままでは自殺してしまうと思った丸岡さんは、郷里に帰りますが、「母親にヒ素を盛られてしまった。このままでは殺されてしまう……」という被害妄想におそわれ、精神科病院に入院します。そして、服薬と周囲のサポートにより徐々に回復していきました。

　丸岡さんは、東日本大震災を取材する前に、報道キャスターとしてＰＴＳＤ予防のための研修も受けていたそうです。それでも海上自衛隊の護衛艦に乗船して目の当たりにした「無数の水死体」には効果はありませんでした。しかも、その苦しみを「人の不幸を報道してきたことの報い」と感じていたそうです。

生存者の罪悪感

　トラウマ研究では、被災者や被害者を「生存者（サバイバー）」と呼びます。それを提唱したのは、１９５０年代に広島の原爆被害者（被爆者）への聞き取り調査を行ったロバート・リフトンという米国の精神科医です。彼は、原爆が一瞬にしてすべてを破壊し尽くす中を生き延び、信じられないほどの痛みと恐怖を経験しながらもなお、生きる意味を見出そうとしている被爆者を知り、彼らを被害者や犠牲者ではなく、「肉体的にせよ、精神的にせよ、何らかの形で死と接触し、現在なお生き続けている者」として、生存者（サバイバー）と呼ぶことを提唱したのです。[*5]

　彼がその著作の中で定式化した「サバイバーズ・ギルト（生存者の罪悪感）」という言葉[*6]は、東日本大震災で広く人々に知られることになりました。丸岡さんがうつの苦しみを「人の不幸を報道してきたことの報い」と感じていたように、トラウマをくぐり抜けた人が共通して抱くのが、この罪の意識です。

　災害においても、九死に一生を得たはずの人が、自ら死を早めるような行動をとってしまうことがよくあります。そこにはこの「生存者の罪悪感」があると考えられます。犠牲者がいる場合は、なおさらそれは強固なものになります。「自分のせいで、あるいは自分が救えなかったことで、その人が犠牲になった」と自分を責めるのです。「犠牲になった人のほうが、自分よりずっと生きる価値があったのに……」「自分には生きている資格がない」と思う人もいます。

　東日本大震災が起こったとき、利用者の自宅で入浴介助中だった訪問ヘルパーさんがそのときのことをこう語るのを聞いて、ある救援者はその罪の意識に圧倒されたと語りました。本人にもどこかに思い当たる感覚があったのでしょうか。

この人を置いて本当は逃げたかったたって。けど、そんなわけにいかないから我慢したんだけど……それからあと、入浴介助のたびに思い出して、いまだに怖いんですって。それだけじゃなくて、置いて逃げたいと思った自分がヘルパーとして失格じゃないかと思ったとか……。そんなのを聞くと、この時点でバンって状況が変わって。すごくなんというのか、想像を絶するような感じがあった。

このように、人を援助する仕事についている人が被害に遭うと、生存者の罪悪感から自己犠牲的になり、わが身を顧みずに働くということがよくあります。前述のブリーン医師もその一人だったわけですが、東日本大震災では、震災後2週間が経っても津波につかったままの服で働き続けている看護師もいました。また、抱いていた幼い子ども2人が流されてしまったというある看護スタッフは、具合が悪いのに休めない、眠れないという状態でしたが、「仕事があるだけでも幸せ」なのだと語っていたそうです。

生存者の罪悪感より強い目撃者の罪悪感

一方、ある救援スタッフは、次のように語りました。

> 自分は安全で命に問題なく安心して聞けるけど、この人たちは一歩間違えたら死んでたかもしれない人たちで、生き残れた。もしかしたら、ちょっと後ろにいた人は死んでしまったなんていう危機的状況で来て、そこで私が「調子はどうですか？」って聞くのは、高みの見物に近いような気がする。

また、「何もかもなくした被災者を見ていると、自分には帰る家もあり、食べ物もあるということが申し訳なくてならなかった」と話した救援スタッフもいます。

このように、直接被害に遭った生存者ではなく、生存者を目撃した人が罪悪感をもつこともあります。リフトンは、生存者より目撃者のほうがより強い罪悪感をもつと述べています。

特に救援者の場合、救援に出かける前には、周りから「救援に行くなんてえらい」と称賛され、「頑張って」と華々しく送りだされたことが重荷になり、元の職場に戻るのが嫌だったという人も結構いました。現地が悲惨であればあるほど、自分は大したことは何もできなかったという思いが強いからです。

それを「えらい、よくやった」と誉められ、報告会でどんな成果があったかを大勢の前で話させられ、本当はできなかったことだらけだったのにと、落ち込んでしまった人もいます。唯一、安心して話せたのは、一緒に出掛けた仲間とだけだったそうです。

そうかと思うと、救援チームのメンバー同士がうまくいかず、これでは行かなければ良かったと言った人もいました。また、被災者も同じくストレスでイライラしていますから、救援先で歓迎されず、ときに「何しに来た」と言わんばかりの対応をされたこともよくあったようです。そうしたとき、被災者を恨《うら》むわけにはいきませんから、結局、現地のコーディネーターがうまく事を運んでくれなかったせいだとか、派遣元からの連絡が悪かったせいだとか、しまいには被災者支援のシステムがうまく機能しないのは、国や県のせいだとか思ってしまうのです。誰かを恨むことができなければ、自分を責めてしまうしかありません。そうなると、無力感と罪悪感に押しつぶされそうになってしまいます。

丸岡さんがうつ病を発症したのも、強烈な罪の意識が引き金になったのかもしれません。また、被災地からの帰りのバスの中で、「自分のトラウマが上がってきた感じ」がして「涙が止まらなかった」と語った看護師のように、丸岡さんにはそれ以前にも殺人などの凶悪犯罪の取材に駆けまわった経験がありましたから、そのときには自覚がなかった隠れたトラウマが、震災の現場を見たことでよみがえり、それが、「人の不幸を報道してきたことの報い」という思いにつながったのでしょう。

トラウマは言葉を破壊する

地元のきれいな自然に癒されたと語った看護師は、それでも「人と接するのがしんどくて」と言っていました。ほかにも、救援に行った看護師の中には、その体験を話したくないという人が多くいました。理由を聞くと、「断片的にしか出てこない」「すさまじさとか、ただよう雰囲気をどう表現しても伝わらない」という人や、「伝わらないというあきらめと、自分がどういうふうな気持ちなのか、整理がついていない」という人、「自分が情けなかったことを情けなくて言えない」と言う人などがいました。以前から、トラウマを経験した人が共通して「言葉にならない」とか、「適当な言葉が見つからない」とか言うことは知られており、トラウマへの心理的な反応と考えられてきました。ところが、近年、脳神経系の働きをデジタル画像で見ることができるようになり、新たな事実が明らかになりました。ＰＴＳＤに悩む人にトラウマを想起させる刺激を与えたところ、大脳前頭葉のブローカ野《や》という部位が機能停止状態に陥ることが分かったのです。ここは言語をつかさどる領域です。こうして、トラウマは言葉を破壊するということに生物学的な根拠があることが分かったのでした。

　言葉が破壊されるということは、なかなか相談できないということです。たしかに神経系の障害が起こっているのですが、体験としては、身近な家族や友人、同僚にさえ心を割って話せないということです。信頼感が損なわれてしまっているのです。このことは、Ⅵ章のトラウマと愛着についての項で見ていきたいと思います。

*1　Editorial: Japan's nuclear crisis. (2011, May 1). *The Lancet Oncology, 12*, 409. https://www.thelancet.com/journals/lanonc/article/PIIS1470-2045(11)70100-0/fulltext

*2　中井久夫『災害がほんとうに襲った時　阪神淡路大震災50日間の記録』みすず書房、２０１１年。

*3　報道人ストレス研究会（編著）『ジャーナリストの惨事ストレス』現代人文社、２０１１年。阪神淡路大震災のときも、実際の外傷の手当てが必要だったのは、発災後3日間くらいでした。

*4　丸岡いずみ『仕事休んでうつ地獄に行ってきた』主婦と生活社、２０１３年。

*5　R・J・リフトン、桝井迪夫他（訳）『ヒロシマを生き抜く　精神史的考察（上・下）』岩波書店、２００９年。

*6　「サバイバー・ギルト」とも言います。

V. トラウマと社会

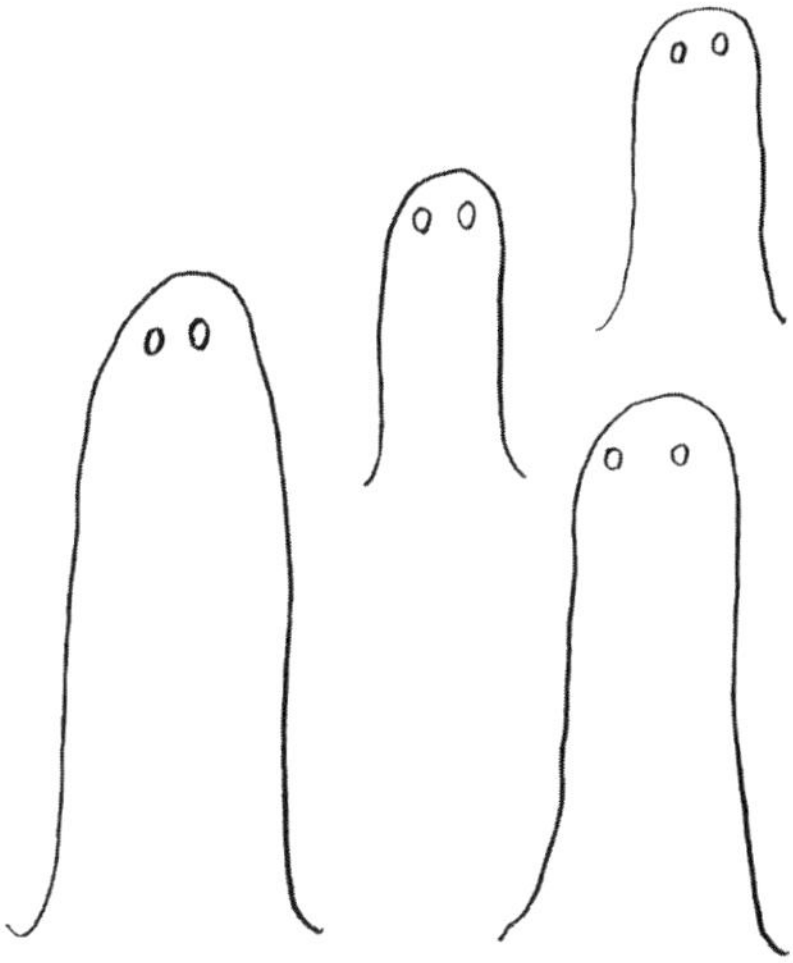

トラウマは伝染する

前章で見たように、他者のトラウマ体験を見たり聞いたりした人もまた、トラウマを負うのだとすれば、トラウマは伝染すると言ってもよいでしょう。病み傷ついた人をケアする人が共感疲労を起こすのも、トラウマが伝染したせいなのかもしれません。

精神分析家のビオンは、治療者と患者との間で起こる、言葉によらない相互交流的なコミュニケーションを「内容」と「容器」というモデルを使って、次のように説明しています[*1]。

精神療法を必要とする患者のほとんどはトラウマを抱えています。ですが、その痛みはあまりに強烈で言葉にできません。それをなんとか相手に分かってもらいたいために、言葉以外の方法で、それを伝えてくるのだと言うのです。それは、自分の中に抱えきれない痛みを伴う感情を無意識のうちに自分から切り離し、治療者の中に流し込むという方法です。この「痛みを伴う感情」が「内容」で、それを流し込まれる治療者が「容器」です。

すると、治療者の中には強い感情が湧いてきます。特別相手が嫌いなわけではないのに、なぜかイライラして不快に感じてしまう。話をよく聞こうと思っているのに、どうにも退屈に感じてしまう。本人は淡々と語っているのに、なぜか聞いていると涙が込みあげてくる。こんなとき、治療者は患者の感情の「容器」になっているというのです。そして、治療者は、自分の中にどのような感情が湧いているかを探ることで、患者の中にあった感情を知ることができるわけです。

このように、援助者が自分の感情に気づくことは、自分のメンタルヘルスを保つためにも大切なことですが、なにより患者を深く理解するために不可欠なことなのです。

同調する

トラウマでなくても、「もらい泣き」のように、感情が人から人へうつることは日常的に経験します。そもそもそれがなければ、悲しい映画を観たり小説を読んだりして涙するということもないでしょう。

それに、伝染すると言えば、あくびです。自分はちっとも眠いわけではないのに、うつってしまいます。ほかにも、おいしそうにごちそうを食べている人を見ていると、おもわずごくりと唾を飲み込んでしまうこともよくあります。目の前を歩いていた人が何かにつまずいて転ぶのを見た瞬間、思わず「イタッ」と叫んでしまったりするのも、その人の痛みをどこかで同時に感じ取っているからでしょう。

　このメカニズムは長いこと分かっていませんでしたが、１９９０年にイタリアの研究者たちが、ある実験の最中に、偶然にも「ミラーニューロン」と呼ばれる特殊なニューロン[*2]（神経細胞）を発見したことから、一気に謎が解き明かされてきました。

　研究者たちは、サルの脳の複数のニューロンに電極をつけ、サルの行動がどのニューロンと関連しているかを実験で確かめようとしていたのですが、ある日、実験を終え、残ったレーズンをつまんで袋に入れていると、それを見ていたサルのニューロンが活発に活動しているのがモニター上に示されていることに気づきました。それは、サル自身がレーズンをつまむ動作をしたときに活発になるニューロンと一致していました。人が行動するのを見ているだけで、サルの脳はそれに同調して自分が行動しているかのように反応していたのです。この鏡のように反応するニューロンは、「ミラーニューロン」と名づけられました。[*3]

今では、ミラーニューロンは複数見つかっており、生まれてすぐ活動を始めることが分かっています。赤ん坊は、たとえば母親が口をすぼめてみせると、同じように口をすぼめます。また、赤ん坊は何かをじっと見つめたり、手足をバタバタさせたり、変な声をあげたり、いろいろと自発的な身振りをしますが、それに対して母親も自分からいろいろな身振りや声で反応を返します。こうして、互いに同調し合うことで、赤ん坊は自分があたかも世界の中心であるかのような感覚を楽しむようになります。こうした体験が、子どもの「自分」という確かな感覚が育っていく土台となるのです。

このミラーニューロンの同調作用のおかげで、共感や模倣といったことが可能になり、言葉を習得することもできます。さらに、心拍数（脈拍）や呼吸、ホルモン分泌などの生理学的次元でも同調が起こることが分かっています。だとしたら、焦っている人に「焦るな！」と注意するよりは、だまってそばにいて、ゆっくり息をととのえながらしばらく一緒にときを過ごすほうが、ずっと効果があるのではないでしょうか。

東日本大震災が起きた直後に救援に赴いたある看護師は、障害者のための避難所で、指がちぎれているらしいのに毛布から出て来ようとしない中年男性のそばに一日中付き添っていたそうです。統合失調症をもつ人だったようですが、2日目にやっと指だけ出してくれて、処置することができたそうです。看護師であっても、そしておそらくは医師であっても、そのようなかかわりしかできないときがあります。でも、それが最も適切なケアなのでしょう。

公衆衛生の課題としてのトラウマ

トラウマが伝染すると聞いて思い当たるのが、自殺です。昔から「後追い自殺」と言われるケースがありましたが、今でも人気アイドルや著名人の自殺がマスコミに報道されると、連鎖的に自殺や自殺未遂の件数が増えます。なかには、群発自殺と言われる現象もあります。同時期、同地域内で自殺のクラスターが発生するもので、10代に多いと言われています。

自殺が1件発生すると、その周辺の人たちがトラウマの「濃厚接触者」となり、自殺のリスクが高まるのです。予防するには、個人を対象とした対策だけでなく、学校や職場、地域社会といったコミュニティ全体への公衆衛生的な対策が必要となってきます。

ところが、学校や病院などでは、しばしば自殺は隠されてしまいます。そうすると、死にたいと思っている人はなおさら相談しにくくなります。自殺を悪いことと感じて、ますます自分を悪い人間だと思うようになりかねません。結果として、自殺のリスクを高めることになってしまうのです。

米国の疾病予防管理センター（ＣＤＣ）は、ＣＯＶＩＤ-19関連の情報提供や感染予防対策などで日本でもよく知られるようになりましたが、自殺と殺人を「暴力的な死」として、公衆衛生上の主要な課題としています。

ＣＤＣには外傷センター（Injury Center）という組織があり、そのサイト[*4]を見ると自殺予防のほか、薬物による死や児童虐待や性暴力、ＤＶ[*5]の予防、若者の保護など、さまざまな傷つき防止に関する取り組みや研究がなされていることが分かります。そして、自殺対策の目標は、〝米国全体で健全で回復力のあるコミュニティを育成する〟こととされています。なかでも、アメリカで自殺のリスクが高いのは、退役軍人とアメリカンネイティブとアラスカのネイティブの人たちです。ＣＤＣの分析によれば、２０１６年の米国の16歳から64歳の職業別自殺率を見ると、男性では鉱工業や漁業・農業などの従事者が多いのに対して、女性では①アーティスト（娯楽、スポーツ、メディア関係を含む）、②介護職、③小売販売業、④調理および給仕、それに続いて、⑤看護師の順で多くなっています。[*6]

一方、ＷＨＯ（世界保健機関）では、自殺への影響力の大きいメディア関係者のための自殺予防の手引きを作成し、次のような「やるべきこと」と「やってはいけないこと」を挙げています。[*7]

やるべきこと

・助けを求める場所についての正確な情報を提供する。
・神話を広めることなく、自殺の事実と自殺予防について一般の人々を教育する。
・人生のストレス要因や自殺願望に対処する方法と助けを求める方法を報道する。
・有名人の自殺を報道する際には、特に注意を払う。
・遺族や友人へのインタビューは慎重に行う。
・メディア関係者自身も、自殺に関する記事によって影響を受ける可能性があることを認識する。

やってはいけないこと

・自殺に関する記事を目立たせたり、過度に繰り返したりしない。

・自殺をセンセーショナルに扱ったり、正常なことのように言ったり、建設的な問題解決策かのように伝えない。
・用いられた方法をはっきりと記載しない。
・現場や場所の詳細を記載しない。
・センセーショナルな見出しを使わない。
・写真、ビデオ映像、ソーシャルメディアへのリンクを掲載しない。

これは、２０１７年に改訂されたものですが、「やるべきこと」の中に、「メディア関係者自身も、自殺に関する記事によって影響を受ける可能性があることを認識する」という項目があることに注意しましょう。

絶望死としての自殺

ＣＤＣが２０２０年３月31日に発表した暫定統計によると、２０２０年の米国での死因は、心疾患とがんに続いて、ＣＯＶＩＤ-19が3番目に多くなり、自殺に代わって10大死因の一つになったと報告されています。これまで10番目だった自殺は、ＣＯＶＩＤ-19が浮上したために10大死因に入らなかったのですが、以前から米国では薬物やアルコールの関連死や自殺が特にミレニアル世代の間で増えており、「絶望死」とも言われる問題となっていました。

　ミレニアル世代というのは、２０００年以降に成人、あるいは社会人になる世代を指す言葉です。この世代は、デジタル機器やインターネットが普及した環境に生まれ育った最初の世代で、〝デジタルネイティブ〟とも呼ばれているそうです。この世代に絶望死が多い背景には、学生ローン債務や家賃の高騰といった経済的問題とも関連する教育格差の拡大など、ミレニアル世代特有の社会的な問題があると言われています。社会的なサポートを失った若者たちの閉塞感が、彼らのメンタルヘルスに悪影響を及ぼしているというのです。

　それだけではありません。ミレニアル世代が生まれた１９８０年代には、米国は中東やアフリカの内戦に参戦し、90年代には湾岸戦争をはじめ、ソマリアやハイチ、ボスニア・ヘルツェゴビナなどの内戦に次々と軍隊を送っています。そして、２００１年からの長きにわたるアフガニスタンへの派兵と、ほぼ同時進行していたイラク戦争は、対テロ戦争という名目でしたが、ほとんどの米国人にとっては無意味な死を生む泥沼の戦いとなっていました。こうした、国全体がトラウマを抱え、閉塞感に包まれる中で生まれ育ったミレニアル世代の若者が希望をもてないのも当然と言えるでしょう。米国で相次ぐ銃乱射事件も、その多くは警察官に射殺されることを想定した自殺ではないかと言われています。まさに絶望死そのものです。

トラウマの背景には、こうした「身動きできない感覚」が必ずやあると言われています。先が見えず、どちらに進んでも希望が見えない状況に閉じ込められたときに感じる無力感や孤立感（あわせて孤立無援感と言います）は、それだけでトラウマを引き起こす可能性があるのです。

COVID-19と日本の自殺

日本では、２００９年を境に自殺者の数は減少し続けていたのですが、２０２０年には２万１０８１人と、前年と比べて９１２人（約４・５％）の増加となりました。[*8] なかでも、年代別の自殺死亡率を見ると、どの世代よりも20歳代が前年度と比べて最も増加しており、10歳代がそれに続いています。日本でもミレニアル世代で自殺が増えているわけです。生まれ落ちたときからＩＴ機器やインターネットが身近にあった彼らですから、ほかの世代よりもネットでつながることは得意のように思われますが、この社会全体を覆う閉塞感の前には大して役には立たないようです。国を挙げてこれまで蓋をしてきた絶望が、この世代に最も深刻な影を落としているようです。これはコロナ以上に大きな問題だと思うのです。

　さらに、男女別に見てみると、男性の自殺者数は11年連続で減少しているものの、自殺死亡率はやはり増加しています。しかし、増加が目立つのは女性で、自殺者数でも自殺死亡率でも急増しています。女性の場合は非正規雇用が多いために、緊急事態宣言などで職を失った女性も多く、貧困問題もより深刻である可能性があります。

　また、もともと日本では、男性に比べると女性の無償労働の時間が圧倒的に多いと言われています。そのほとんどが、家事や育児、介護といった家庭での仕事です。そこへもってきて、夫が失業したり、テレワークなどで自宅にいる時間が長くなったりしていることも多く、休校やオンライン授業で自宅に足止めされている子どもたちもフラストレーションをため込んでいたりします。こうしたことから、女性が家事以外にも気を使わなければならないことが多くなっているのでしょう。実際、そのストレスを「家飲み」で発散しようとする結果、アルコール問題や家庭内暴力（ＤＶ）などが増加していると伝えられています。

　最も弱い立場の人々が犠牲になるという意味においても、ＣＯＶＩＤ-19はまさに世界的規模の災害なのだと思います。

トラウマと戦争

　トラウマ体験とは、圧倒的な恐怖と孤立無援感を伴う衝撃的な出来事を指します。その影響は心と身体だけでなく、その人の社会生活や生き方にまで及ぶこともあります。

　もともと身体的な外傷という意味のトラウマが、精神医学の対象となったのは、第二次世界大戦やベトナム戦争などに従軍した兵士の中に、精神的な消耗状態に陥る兵士が多発し、帰還した兵士にもさまざまな精神症状やアルコールや薬物のアディクション、そして自殺といった深刻な問題が多発してきたためでした。

それまでも、戦争神経症と呼ばれた兵士の精神障害はあったのですが、深刻なものとは思われておらず、治療の対象とも見なされていませんでした。当事者も、戦争で精神不調を起こしたのは自分の弱さのせいだと恥じて、隠そうとしたからです。

　退役軍人のメンタルヘルスという問題を私が知ったのは、１９７５年にカリフォルニアのパロ・アルトーという街の退役軍人病院を見学したときでした。「ファミリー」という、薬物依存症の帰還兵たちの治療グループに参加したのです。広い部屋に30人か40人ほどもいたでしょうか、筋骨隆々、入れ墨だらけの男たちが壁に沿って並べられた椅子に座っていました。女性は私一人でした。誰がセラピストなのか、スタッフなのか、分かりません。やがて男たちがお互いに何か議論を始めました。議論というより、突き上げです。私の隣に座った男性に、ほかのメンバーが口々に何か文句を言い始めました。どうやら前の日の彼の行いを非難しているようです。はじめのうち、隣の男性も言い返していました。あまりに追及が激しいので、私も固まったまま隣を見ることができずにいたのですが、気づくと彼が泣いていたのです。腕組みした上半身が細かく震えていました。

　時間が来て、休憩をはさんだ後、部屋の真ん中に黒板が運び入れられました。そこに赤い上着を着たセラピストがイラストを描きながら、交流分析の自我についての考え方を説明し始めました。個人の自我は、親の部分と、大人の部分と、子どもの部分から成っているという話です。そして、普段自分が自我のどの部分を使って他者と交流しているのかを考えてみようというのです。このセッションは、最後にみんながハグをして終わりました。大男たちがみんなで抱き合うのにも、度肝を抜かれました。

後で聞いたところ、この説明をしていた人は、もと患者だということでした。今で言う、回復者であり、ピア（仲間）ですね。このグループの方法は、「シナノン」という薬物依存の自助組織で始められたもので、まずは自分本来の感情に蓋をして強がって生きてきた薬物依存症の人の、強固な自我の鎧《よろい》をこわすことをねらっているのだと説明を受けました。

退役軍人病院とは

米国には退役軍人向けの医療福祉サービスを提供する、退役軍人省という行政機関があります。全米で約28万人の職員と、数百の退役軍人病院や診療所を擁しているほか、退役軍人とその家族や遺族のための年金や住宅ローンの保証、保険、職業リハビリテーションと雇用支援、復員兵援護法に基づく教育手当など、さまざまな福利サービスを管轄する事務所などを抱える巨大な組織で、年間予算も膨大です。ほかに、国立墓地の維持管理や死亡した軍人の埋葬や追悼業務をつかさどる官庁もあります。

退役軍人の自殺については、ＣＤＣも特別なサイトを設けており、退役軍人省もさまざまな対策を打ち出していますが、２０１８年のリポートでは、全体として自殺者数はわずかに減少したものの、若い退役軍人の自殺率が急増しているとのことでした。特に、女性退役軍人が問題を抱え込んでいると報じられています。[*9]

この報告を受けて、退役軍人省は「自殺が国家の公衆衛生上の問題であり、あらゆるコミュニティが影響を受けていることが改めて示された」とプレスリリースで公表したそうです。

日本における戦争のトラウマは

では、日本ではどうなのでしょうか。

リオデジャネイロオリンピック・パラリンピックが開催された２０１６年の10月３

日の朝日歌壇に、次のような短歌を見つけました。作者は、東久留米市の関沢由紀子さんです。

　　負傷兵の一人もゐない日本の選手団なりパラリンピック

この短歌をきっかけに、調べて初めて知ったのですが、パラリンピックは第二次世界大戦で負傷した元兵士たちの治療やリハビリテーションのために行われたスポーツ大会が、発端でした。今でも、日本以外の国々の参加選手の多くが負傷兵なのです。

パラリンピック大会の起源

パラリンピック大会の起源は、英国・ロンドン郊外の病院で1948年7月に開催された、車いすに乗った患者男女16人によるアーチェリー大会です。この4年前、ロンドンのストーク・マンデビル病院に、戦争で負傷した兵士の治療とリハビリテーションのために脊髄《せきずい》損傷科が開設されました。ナチスの迫害を逃れて渡米し、初代科長となったルートヴィヒ・グットマン医師は、車いすを使ったポロやバスケットボールなどのスポーツをリハビリに取り入れました。その結果、患者はスポーツを通して車いす生活に慣れ、社会復帰を早めることができたことから、以降大会が毎年開かれることになりました。第二次世界大戦も終わり、１９３６年のベルリンオリンピックを最後に開催されなかったオリンピック大会が、12年ぶりにロンドンで開催されるのに合わせて計画されたのが、このアーチェリー大会でした。

　この大会はやがて国際大会となっていきますが、１９６０年にもローマオリンピック大会に合わせて、第９回国際ストーク・マンデビル競技大会として開催され、のちにこのローマでの大会が第１回パラリンピック大会として位置づけられることになりました。こうして、グトマン医師はパラリンピックの父と呼ばれるようになりました。

　なお、現在のように、オリンピックとパラリンピックが同時期に、同じ競技場を使って行われるようになったのは、１９８８年のソウル大会が最初でした。

　ところで、私が学生だった頃、「戦争を知らない子供たち」というフォークソングが流行《はや》りました。１９７０年の大阪万国博覧会でのコンサートで、初めて歌われた楽曲です。その歌詞を見てみましょう。

戦争が終って　僕等は生まれた
戦争を知らずに　僕等は育った
おとなになって　歩きはじめる
平和の歌を　くちずさみながら
僕等の名前を　覚えてほしい
戦争を知らない　子供たちさ
（作詞：北山修　作曲：杉田二郎）

当時、東西対立の中で米国と北ベトナムとの間のベトナム戦争が、すでに泥沼化していました。日本では各地で大学闘争が広がり、多くの学生たちが反戦運動に参加していました。そのような時期に反戦ソングとして登場したのがこの歌です。

ここで歌われている「僕等」は第二次世界大戦後の１９４７年から１９４９年の第一次ベビーブーム期に生まれた、いわゆる団塊の世代の人たちです（私もその一人です）。「戦争が終って　僕等は生まれた」というのは事実としても、「戦争を知らずに　僕等は育った」というのは、今考えるとあまりにも能天気のように感じます。なにしろ、生まれる直前の１９４５年には、約20万人もの犠牲者を出した沖縄の戦いや、２時間のうちに10万人が焼死した東京大空襲をはじめとする国内主要都市の米軍機による空襲、そして広島、長崎の原爆と、日本国内にも戦争の直接的な被害が広がり、その後も国中が飢餓に苦しんでいたのですから。

それだけではありません。国は子どもたちを米軍機の空襲から守るためとして、１９４３年末頃から１９４４年にかけて都市部に住む子どもたちを農村部へ移動させる政策を打ち出しました。いわゆる学童疎開です。疎開とは、もともとは軍事作戦用の言葉で、敵の攻撃に遭わないように、集団で行動している兵士たちを散らすことを言います。都会では空襲による延焼を防ぐために、建物を壊して空地をつくる建物疎開も行われました。国の命令で有無を言わせず、人々の家や建物がいっせいに壊されたのです。

学童疎開には、田舎の親戚や知り合いを頼って行った縁故疎開と、学校単位で地方に分散した集団疎開とがありました。初めのうちは当時の国民学校初等部（今で言う小学校）３年生から５年生の学童を対象としていましたが、１９４５年に入り空襲が激しくなってからは、１年生と２年生も対象になりました。疎開児童総数は40万人とも60万人とも言われていますが、これを避難とか、退避と呼ばなかったのは、逃げ出したり退却したりするイメージを軍部が嫌ったためという説があります。

子どもの安全を守るためとして行われた疎開ですが、現実には縁故疎開であっても、受け入れ先では厄介者扱いされて、満足に食事をとらせてもらえなかったという子どもも大勢いました。遠方のお寺などに集団疎開した子どもたちは、親元から離れての集団生活に寂しさを感じる中、食料も不足したため飢えに苦しんだり、子ども同士のいじめにあったり、悲惨な生活を強いられた子どもも大勢いました。脱走した子どももいたと言います。なかには、疎開地から東京に戻る列車から見えたのは一面の焼野原で、自宅にいるはずの両親は空襲で焼け死んでいたという子どももいました。

私が小学校低学年の頃まで、東京の祖母の家はバラックでしたし、住んでいた北九州の町中でも、戦争で負傷した傷痍《しょうい》軍人と呼ばれる人たちが白い病衣を着て手足に包帯を巻いたり、松葉杖をついたりして道端で物乞いをしている姿を目にしたものでした。

私の父は理系の研究者だったため幸いにも兵役をまぬがれましたが、同級生の中には父親が兵士として召集された人もいたはずです。「戦争を知らない」なんて、とんでもないわけです。でも、私は友だちとそんな話をした覚えがありません。母親からは、戦争が終わっても食べる物がなくてひもじかったという話はよく聞きましたが、空襲について話すようになったのは、晩年になってからでした。

精神科病院に長期入院している患者さんたちとグループで話をしていると、疎開や空襲の体験など、戦争中の悲惨な体験を語り始めることがよくあります。たいていは、それまで誰も聞いたことがない話で、カルテにも記載されていません。それも一人や二人ではないのです。まるで最近の体験であるかのように話します。みなさんも、身近にお年寄りがいらしたら、ぜひ聞いてみてください。

戦争を忘れようとしている日本

こうした国民の苦しみを経て、日本は１９６４年の東京オリンピック、１９７０年の大阪万博と、国を挙げてのお祭り騒ぎにまい進したのです。そうした中で生まれたこの歌は、国民こぞって戦争の記憶を忘れてしまったかのようだった当時を象徴する歌だったと言えるでしょう。

そして２０１１年に東日本大震災が起こり、巨大津波による原子炉爆発という恐怖に直面したにもかかわらず、日本ではそれから10年も経たないうちに「復興五輪」をうたって、東京オリンピック・パラリンピックの開催を決めました。２０２０年の開催予定が、ＣＯＶＩＤ－19によって1年延期されたのは、絶望を直視することなく、ずっとそれに蓋をしてきた日本人に何かを問いかけていたように思います。

おりしも、２０１１年には日本は内戦状態にあった南スーダンへの陸上自衛隊の派兵を開始しています。現地では、ＰＫＯ（国連平和維持活動）として、道路などの整備に当たっていましたが、２０１６年7月初め、南スーダンの首都ジュバで政府軍と反政府勢力の大規模な武力衝突が発生し、自衛隊宿営地のすぐ傍にある建設中のビルが最も激しい戦闘現場の一つになったのです。自衛隊宿営地にも流れ弾が飛来し、被弾した設備もありました。約３５０人の隊員の大半は防弾チョッキと鉄製のヘルメットを着用して宿営地内のシェルターに退避、警備隊員には射撃許可も出されたそうです。[*10]

幸いにも、４日間に及んだ武力衝突で部隊が直接戦闘に巻き込まれたり、隊員に死者が出たりはしませんでしたが、南スーダン政府軍による住民の虐殺や女性への性暴力を目撃したものの、助けることもできなかったという衝撃的な場面もあったようです。[*11] 帰国後の報告書には「派遣隊員は情勢悪化への対応、行動の制限、任務の変更、居住環境の悪化等のストレス下での活動を余儀なくされ、人間関係を損なう隊員が発生していた」、「深刻なストレスを抱え、深い傷を抱えている隊員が存在している」といった記録が残っており、武力衝突が収まった直後には隊員たちに6日間の「事案発生に伴うカウンセリング教育」が行われたそうです。[12]

日本は、「戦争を知らない」わけでも、「一人の負傷兵もいない」わけでもないのです。

社会の病としてのCOVID-19

トラウマは社会全体に影響を及ぼします。とすれば、COVID-19の場合はどうなのでしょうか。

「新型コロナウイルスは、『感染症の病《やまい》』ではなく、もはや『社会の病』だ」と言うのは、東京オリンピック・パラリンピック大会組織委員会の新型コロナウイルス感染症対策専門家ラウンドテーブル（円卓会議）の座長を務める岡部信彦医師です。[13]

感染が拡大してくると、「例えば、学校の休みを1つとっても、子どもたちへの影響は病気だけでなく発育・発達そして教育ということにも関わってくる。経済的な影響も関わってくるし、それだけでなく、まさに政治、それも国際政治といろんな背景的な要素が関わってくる」「もはや感染症を治せばいいだけの話ではない」というのです。そのため、「医学医療としての処方箋を出すだけでなく、経済学の処方箋、社会学の処方箋であるとか、多方面の処方箋をまとめるべき」だと岡部医師は主張します。

　そもそも、感染症だけの問題であれば、有効な治療薬やワクチンなどが手に入るまでは人の流れを絶てばいいわけですが、それでは社会が成りたちません。ワクチンも予想より早く製造にまで漕ぎつけましたが、その分配をめぐっては、持てる国と持たざる国の格差が問題になっています。

　新型コロナウイルスによって、社会の実態や矛盾があらわになってきたと言えるでしょう。

---

*1　J・シミントン、N・シミントン、森茂起（訳）『ビオン臨床入門』金剛出版、２００３年。

*2　ニューロンとは、動物の神経系を構成する細胞で、情報処理と情報伝達の働きをしています。

*3　C・キーザーズ、立木教夫・望月文明（訳）『共感脳　ミラーニューロンの発見と人間本性理解の転換』麗澤大学出版会、２０１６年。

*4 Centers for Disease Control and Prevention. https://www.cdc.gov/injury/index.html

*5 日本では家庭内暴力をＤＶと呼んでいますが、海外では家庭内だけではなく、恋人同士、親密なパートナー同士にも起こる暴力として、Intimate Partner Violence（ＩＰＶ）と呼んでいます。

*6 Peterson, C., Sussell, A., Li, J., Schumacher, P. K., Yeoman, K., & Stone, D. M. (2020, January 24). Suicide Rates by Industry and Occupation: National Violent Death Reporting System, 32 States, 2016. *Weekly, 69*(3), 57–62. https://www.cdc.gov/mmwr/volumes/69/wr/mm6903a1.htm

*7 *Preventing suicide: A resource for media professionals Update 2017*. (2017). WHO. https://apps.who.int/iris/bitstream/handle/10665/258814/WHO-MSD-MER-17.5-eng.pdf?sequence=1（２０２１年７月７日閲覧）

*8 「令和２年中における自殺の状況」厚生労働省自殺対策推進室・警察庁生活安全局生活安全企画課、２０２１年３月16日。https://www.npa.go.jp/safetylife/seianki/jisatsu/R03/R02_jisatuno_joukyou.pdf

*9 Ｂ・ケスリング「若い米退役軍人の自殺急増、10万人あたり45人に」THE WALL STREET JOURNAL、２０１８年９月28日。https://jp.wsj.com/articles/SB10409681559895564521504584498543986593848

*10 籏智広太「【全文】自衛隊は南スーダンで「戦闘」していたのか。黒塗りの日報、公開します」Buzz Feed News、２０１７年２月９日。https://www.buzzfeed.com/jp/kotahatachi/south-sudan-nippo

*11 小山修一『あの日、ジュバは戦場だった　自衛隊南スーダンＰＫＯ隊員の手記』文芸春秋、２０２０年。

*12 布施祐仁「自衛隊の海外派遣と隊員・家族のストレス」法学館憲法研究所、２０１７年８月14日。http://www.jicl.jp/old/hitokoto/backnumber/20170814.html／海外派遣自衛官と家族の健康を考える会（編）『自衛官と家族の心をまもる　海外派遣によるトラウマ』あけび書房、２０２１年。

*13 青沼陽一郎「五輪は本当に可能？　分科会委員が語る議論の真相」東洋経済オンライン、２０２１年７月７日。https://toyokeizai.net/articles/-/439118

VI. 子どもの逆境体験とその影響

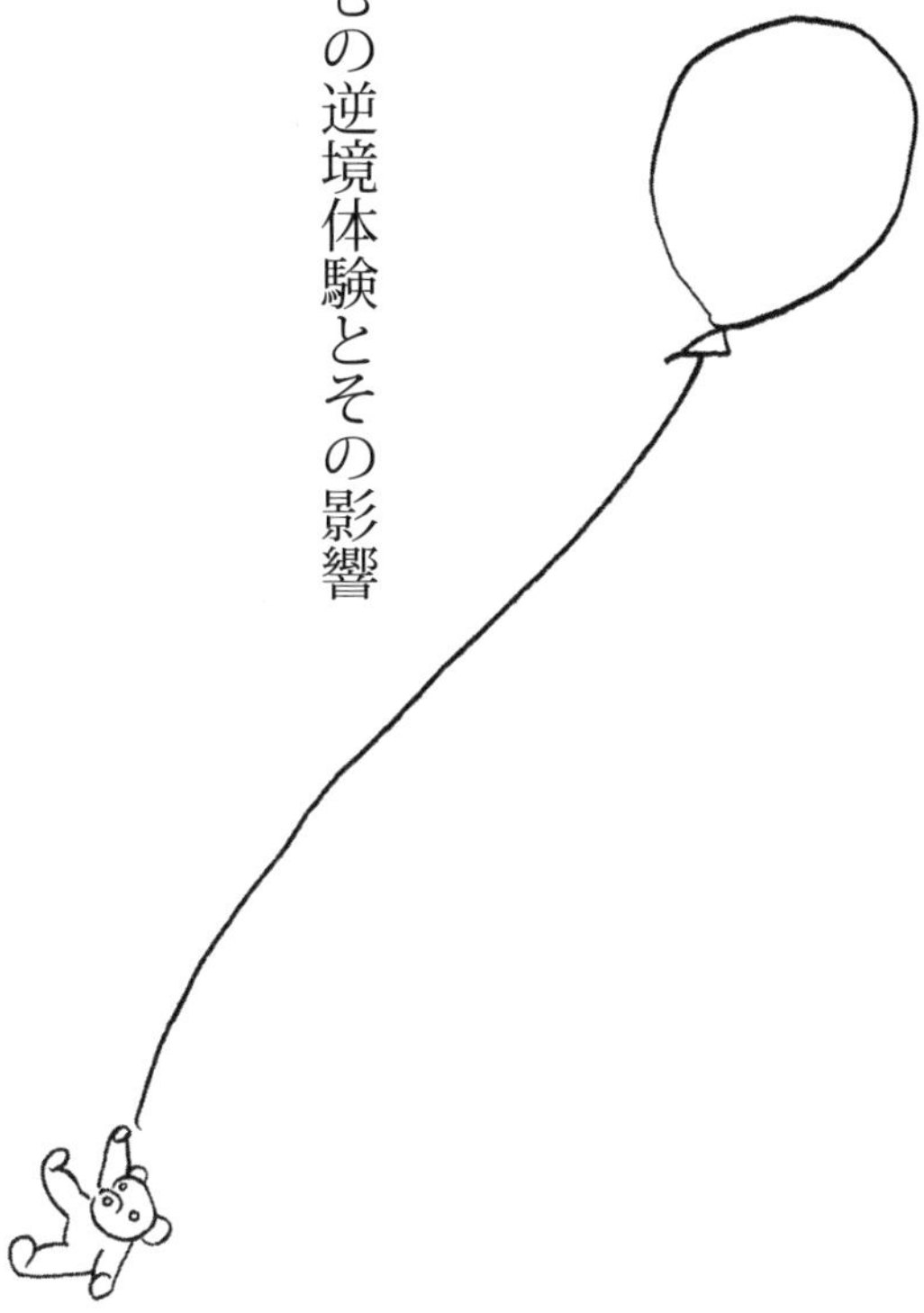

これまでトラウマ体験について、いろいろと見てきました。前章では学童疎開について触れましたが、子どものトラウマは、とりわけ注意が必要です。

トラウマの本質は子どもでも大人でも違いはありません。圧倒的な恐怖による無力化と人間的な絆の断裂です。それは突然起こることも、繰り返し起こることもあります。けれども、とりわけ人生早期の成長過程にある子どもたちにとっては、その衝撃の深刻さは大人の比ではありません。その痕跡は、その人の身体と心と脳に、生涯にわたって残るのです。

子どもにとってのトラウマとは

子どものトラウマとしてまず挙げられるのは、虐待とネグレクトです。日本人の感覚からすると、ネグレクトも虐待と言って良いように思うのですが、英語では子どもにとってあってはならない悪いものが加えられるのが虐待、必要な良いものが与えられないのがネグレクトという具合に、はっきりと言語上区別されています。そのため、両方を含めて言う場合は、「マルトリートメント」という言葉が使われます。「悪性処遇」と訳されていますが、最近はカタカナのままか、「不適切な養育」と訳されて使われることも多いようです。

虐待には、暴力をふるう、縛りつけるなどの身体的虐待、大声で怒鳴りつける、馬鹿にする、ひどいことを言うなどの言語的・精神的暴力、さらには性的行為を強要する、性的嫌がらせをするなどの性的虐待などがあります。また、家庭内で暴力行為や性的行為を目撃する、両親が激しいけんかをする場面に居合わせる、家族の誰かが自殺する、あるいは自殺未遂を起こす（それを目撃する）といったことも、深刻なトラウマとなります。

虐待は、子どもの生活の基盤となる家庭や入所している施設の中で起こるものがほとんどで、しかもその原因が愛着の対象でもある親きょうだいや親族、施設の養護者などであることが多いため、子どもが生きるために最も重要な安全保障感（自分は確かにここに存在しており、ここにいていいのだ、大丈夫だという感覚）や、肯定的な自己感覚（自分は愛されるに値する人間だ、何があっても誰かが気にかけてくれるはずだという感覚）、そして、大人や世界への信頼感を粉々に打ち砕いてしまいます。

一方、ネグレクトとは、子どもを適切に保護し養育することを怠る、健全な成長に必要不可欠な食べ物や服などのモノ、安心できる環境、教育や遊びの機会などを奪うことを言い、養育放棄や遺棄などと訳されています。海外では、ネグレクトにも厳しく、子どもを車の中に置いたままスーパーでちょっとした買い物をするだけでも、ネグレクトとして警察に通報されることがあるそうです。

一方、日本では、親がなんらかの理由で家事や育児、介護ができないために、子どもが代わりにそれを行っている「ヤングケアラー」と呼ばれる子どもたちの存在が問題となっています。子どもが家事のお手伝いをするのは、むしろ好ましいことでもあるのですが、そのために宿題をする時間がなくなったり、学校に行けなかったり、友だちと遊ぶことができなかったりして、子どもらしい生活を送ることができない場合は、海外ではネグレクトと見なされ、保護の対象とされることもあるようです。

そのほか、家庭内にアルコールや薬物の依存、もしくは精神障害などの問題を抱える人がいたり、親の離婚または別居、親の死亡や失踪、失業、経済的困窮などによって生活環境が不安定になったりすることも、子どもにとっての深刻なトラウマとなります。

そのほか、前に述べた疎開体験のような戦争や難民の体験、自然災害、地域における暴力やテロ、貧困、クラスメートや教師によるいじめなども含めて、専門家はこれらをひっくるめて「子ども時代の逆境体験 Adverse Childhood Experience (ACE)」と呼んでいます。

子ども時代の逆境体験の影響についての研究

ＡＣＥすなわち子ども時代の逆境体験は、その後の健康や生活にどのように関係しているのでしょうか。１９９５年から20年以上にわたって米国で行われた「ＡＣＥ研究」と呼ばれる大規模調査で、それが明らかにされました。[*1]

ことの発端は、米国最大の医療保険グループの一つであるカイザー・パーマネンテ（以下、カイザーと言います）の予防医学部門のチーフであったフェリッティ医師が、肥満クリニックの患者の治療中断率の高さに頭を抱えていたことでした。

彼は、肥満患者のカルテを徹底的に調べましたが、問題を明らかにすることができませんでした。そこで、肥満患者に直接話を聞いてみたところ、一人の女性患者が、幼い頃に父親から性的虐待をうけていたことを話したのです。その後、大勢の患者にインタビューを行い、ほとんどの患者が似たような体験をしていることが明らかになったのです。20代でレイプされたという患者は、その後の１年間で体重が１００キロ以上も増えたと語りました。

患者たちは、１００キロ、２００キロと体重が増えても、それが問題だとは感じていませんでした。それどころか、食べることで不安や恐怖、怒りや落ち込みが和らぐと言うのです。反対に、食べないでいると、不安や憂鬱、恐怖が耐えられないレベルまで高まってしまうのです。

過食だけでなく、アルコールや薬物、セックス、タバコ、スリル、暴力、仕事などのあらゆるアディクションは、強い恐怖や不安、抑うつ、怒り、空虚感などから逃れるために本人が自分で処方した治療法と言えるでしょう。身体に悪いから止めなさいと言われても、やめられないのには訳があったのです。肥満の場合は、太っていることで、誰かの性的対象となったり暴力の被害に遭ったりしないで済むという副次的な効果もありました。

ＣＤＣとの共同研究が始まる

フェリッティ医師はその後、疾病予防管理センター（ＣＤＣ）のアンダ医師と共同して、大規模なアンケート調査を行うことにしました。小児期のＡＣＥを７つのカテゴリーに分け、[*2]体験したカテゴリー数と成人した現在の健康問題との関連を検証したのです。対象は、カイザーで健康診査を受けた１万７０００人以上の会員です。結果は想像を絶するものでした。[*3]

まず驚いたのは、回答者の半数以上がなんらかのＡＣＥを体験していることでした。そしてＡＣＥが多いほど、大人になってからの喫煙、アルコールや薬物の乱用、不適切な性行為、高度肥満などのリスクが高くなることが分かったのです。ＡＣＥの数は、うつ病、心臓病、慢性肺疾患などの慢性疾患、がん、寿命の短縮などとも相関していました。たとえば、ＡＣＥが４つあると、ゼロの人と比べて、アルコール依存症が７倍、がんのリスクが2倍、肺気腫が4倍に増加し、６つ以上で自殺未遂が30倍に増加しました。また、ＡＣＥの数と服役や欠勤などの間にも直接的な関係がありました。学校でのいじめや幼少期の家庭不和は、男女ともに成人期でのさまざまな障害と関連していました。

こうして、現在米国が膨大な予算を費やして取り組んでいる公衆衛生上の数々の問題の背後にＡＣＥが存在していることが明らかになったのです。しかも、研究に参加したのは、決して社会の底辺に生きている人々ではありませんでした。75%が白人であり、みなカイザーの健康維持プログラムを利用できるだけの経済力と社会的ステータスをもつ中流階級の人々だったのです。そうした人々の中にこれほどの逆境体験があるという事実は、社会に衝撃を与えました。

自律神経の働きから見たトラウマの影響

ではなぜ、ＡＣＥは健康にこれほどの影響を及ぼすのでしょうか。

それには、危険に対する生体の反応が関係していると考えられます。Ⅳ章で見たようにもともと人間には、周囲が安全か危険かを直感的に評価する生体の仕組みがあるのです。それをつかさどっているのが、脳と自律神経です。

自律神経には、交感神経と副交感神経の2つの神経系があります。安全が脅《おびや》かされたとき、交感神経が覚醒してストレスホルモンであるアドレナリンが分泌され、呼吸が浅く速くなり、血管は収縮して血圧が上がり、心拍数も増えます。これによって、手足の筋肉に酸素と血液が行きわたり、闘うか、逃げるかできるような状態になるため、闘争—逃避反応と呼ばれます。

身体がこの反応を起こすと、その信号が脳の情動の中枢に伝わり人は不安やイライラを感じやすくなり、怒りや不信感を覚えるようになります。それが言葉として自覚されるのは、その次の段階となります。

これに対して、副交感神経は交感神経に拮抗的に作用して、生体をリラックスした状態にするとこれまでは単純に考えられていました。ところが、副交感神経は腹側《ふくそく》と背側《はいそく》の2本の迷走神経から成り立っていて、この2本がそれぞれまったく異なる働きをしていることが分かってきたのです。[*4]

腹側迷走神経は、表情と発声を支配する脳神経とつながる一方、のど、顔、中耳、心臓、肺の筋肉とつながってその動きを支配しています。それによって、私たちは誰かに微笑みかけられれば微笑み、同意するときはうなずき、友人が不運な出来事を語れば眉をひそめるというように同調して反応することができるのです。

普段、何事もなければ、この腹側迷走神経が主導権を握って、身体も気持ちもリラックスしています。いったん危険を感じて交感神経にスイッチが入っても、危険が去ると腹側迷走神経のスイッチがふたたび入り、呼吸は深くゆったりした腹式呼吸になり、心拍数も下がり、血圧も下がります。すると身も心も緊張が解け、友だちとおしゃべりしたり、家族団らんを楽しんだりできるようになります。

腹側迷走神経は愛着行動や感情知性などとも関連しており、人の社会的かかわりを支える最も高度で洗練されたシステムであり、ほ乳類にのみ存在すると考えられています。

一方、背側迷走神経は、横隔膜を越えて胃、腎臓、腸に達しています。危険が差し迫り、交感神経による闘争—逃避反応では対処しきれないとき、背側迷走神経のスイッチが入って、呼吸ができなくなり、心拍数も急に下がって消化器官の動きが悪くなり、排便が起こったりします。虚脱状態になり、他人のことも自分のことも、どうでもよくなるのです。解離が起きて、現実感が失われ、身体的苦痛も感じ取ることができなくなることもあります。敵に遭遇した動物が死んだふりをするのと同じで、瞬時に凍結《フリーズ》することで、全身の代謝を徹底的に減らし、生き延びようとするのです。これは、最も原始的なレベルの爬虫類的な反応と考えられています。

このように、安全のレベルに応じて、腹側迷走神経→交感神経→背側迷走神経という具合に生体のスイッチが自動的に切り替わるのですが、このプロセスには思考する脳はかかわっていません。

ところが、虐待された子どもの場合は、このスイッチの切り替えがなかなかうまくいきません。すると、交感神経の働きで分泌されたアドレナリンのレベルがなかなか下がらず、イライラして、いても立ってもいられないような状態になったり、ささいなきっかけでたちまちパニックを起こして暴力をふるったり、物を壊したりすることがあります。

けれどもこの状態が長く続くと、今度はアドレナリンの分泌が枯渇してしまい、背側迷走神経のスイッチが入って、無気力、無関心、感情鈍麻などの重度の抑うつ症状が現れて、引きこもり状態となります。こうなると、誰かがいくら優しい声をかけても、効果はありません。

また、アドレナリンが過剰に分泌され続けると、生体各部に炎症反応を起こし、それがさまざまな疾患につながると考えられています。日本とフィンランドとの比較研究でもＡＣＥと高齢者のがん、心疾患、脳卒中、糖尿病などの有病率や健康状態との関連が明らかにされています。[5]

戦時における子どものトラウマ体験

前にも述べたように、第二次世界大戦の末期に、日本政府は子どもたちを米軍の空襲から守るためとして、都市部に住む子どもたちを移住させる学童疎開を行いました。

学童疎開を生き延びて来た人々がその体験を語り継ごうと活動をしている全国疎開学童連絡協議会のホームページでは「縁故疎開では疎開先との複雑な人間関係、食糧不足、言葉や習慣の違い、いじめ等に悩み、集団疎開では少国民錬成の場として軍隊同様の厳しい規律・上下関係、空腹、食べ物をめぐる葛藤、いじめ、ノミ・しらみ等に悩まされ、いずれの場合も幼い学童の心に消し難い傷跡を残しました」と記されています。[6] 親から切り離された心細さのうえに、ひもじさといじめなどもあって、夜中に逃げ出す子どももいたようですが、戦争に行った兵隊さんたちを思って弱音は吐いてはいけないと教えられた子どもたちは、我慢するしかなかったのです。

子どもにとって、親元から切り離され、逃げ出すこともできない場所に閉じ込められる体験は、それ自体、トラウマ体験以外の何物でもありません。今でも病院や高齢者施設などでお会いする80代から90代のお年寄りの中には、学童疎開の経験者がおられるのですが、なかなか進んで語ろうとされないことが多いのです。

でもその方たちの体験を忘れ去ってしまうのは、そこから学ぶべきことを学ばないということです。これから先に同じことが繰り返されないためにも、私たちは忘れるわけにはいかないのです。

北原白秋と「金魚」

ここで突然ですが、「からたちの花」や「この道」「ペチカ」といった童謡で知られる詩人、北原白秋の「金魚」という童謡をご存知でしょうか。このような歌です。

母《かぁ》さん、母さん、
どこへ行《い》た。
　紅《あアか》い金魚と遊びませう。

母さん、帰《かへ》らぬ、
さびしいな。
　金魚を一匹突《つ》き殺す。

まだまだ、帰《かへ》らぬ、
くやしいな。
　金魚を二匹締《し》め殺す。

なぜなぜ、帰《かへ》らぬ、
ひもじいな。
　金魚を三匹捻《ね》ぢ殺す。

涙《なみだ》がこぼれる、
日が暮《く》れる。
紅《あアか》い金魚も死《しイ》ぬ死《し》ぬ。

母さん怖《こは》いよ、
眼《め》が光る。
ピカピカ、金魚の眼《め》が光る。

この歌の少年（おそらく）は、母親の帰宅を待っているところです。最初のうちは金魚を相手に遊んで待っているのですが、母親は帰って来ません。すると、少年は寂しくなり、なぜか「金魚を一匹突き殺す」のです。それでも母親は帰って来ません。今度は悔しくなって、少年は一気に2匹の金魚を締め殺します。でも帰って来ません。

なぜ帰ってこないのか、訳も分かりません。ひもじさを感じます（ACE研究の発端となった肥満外来の患者が思い出されます）。そして、少年は3匹の金魚を捻じ殺してしまいます。だんだん殺し方も残忍になってくるのが分かります。

でも、涙がこぼれます。日が暮れて友だちだった金魚も死んでしまいました。とうとうひとりぼっちです。そのとき初めて少年は、「母さん怖いよ」と叫ぶのです。金魚の目がピカピカ光って怖く見えるのは、自分をとがめているように感じたからでしょうか。

ここには、母親を待つ少年の「期待」と「さびしさ」、「くやしさ」、「ひもじさ」と「涙」があり、そして「恐怖」があります。けれども、ここには「罪の意識」はあらわれていません。

凶悪な少年犯罪が起こると、それ以前に小動物をいじめたり殺したりする行動が見られたという報道がなされ、その少年に「罪の意識」が欠けていると非難されることがよくあります。

この少年のように、母親やそれに代わる養育者に見捨てられることは、子どもにとってはトラウマになるような最も恐ろしい体験です。金魚を殺したのは、防衛としての闘争―逃避反応と言えるのかもしれません。主観的には自分こそが脅かされ、傷つけられたという思いがあるので、自分が悪いことをしたとは思えないのです。しかも、この少年は金魚が憎くて殺したわけではありません。遊び相手だったのですから。最後に残るのは、罪の意識ではなく、自分が殺した金魚から復讐される恐怖です。

この童謡を発表後、この詩があまりに残酷だと白秋は攻撃されました。それに対して、彼は「児童の残虐性そのものはありうること」であり、「成長力の一変態である」と答えています。そして、児童が金魚を殺したのは「母に対する愛情の具現」であり、しかも、その児童は「その残虐行為を心から悔いている。その純真と仏性と英知とは、自己の衝動的過失と悪とに向って、つくづくと恐怖し流涕《りゅうてい》しているのである」と書いています。[*7]「悔いている」と言っても「衝動的過失」というからには、それは単に後悔であって罪の意識とは違うように思われます。

北原白秋の人生

北原白秋は、明治18年九州の柳川で海産物問屋（のちに酒造業）を営む旧家の跡取り息子として生まれました。生来病弱だった白秋は、忙しい母に代わってもっぱら乳母のシカに面倒を見てもらっていました。シカは母以上に彼を可愛がったようですが、それは昼も夜も「我が子」と言って抱きしめるような激しい肉感的な愛し方だったようです。のちに彼は「恐怖」という詩の中で、「乳母なれどわれは恐れき」と詠んでいます。

ところが、彼が2歳半のときに、シカがチフスにかかって死んでしまいます。その前に白秋自身もチフスにかかったのですが、なんとか生き延びていました。彼がシカの死に責任を感じたとしても不思議はありませんが、母までもが彼が乳母にチフスをうつしたと責めたと彼は記しています。その後も彼は多くの女性に囲まれて育ちますが、母に子どもらしく甘えることはできず、逆に幼くして大人の世界をのぞき見ることになったのでした。

その後、利発で神童と呼ばれた彼は、飛び級で有名中学に進学しますが、数学の教師から落第点をつけられ留年してしまいます。その頃から彼は詩歌に熱中し始め、16歳の頃にノイローゼ状態になり中学を中退します。その頃、実家は大火で全焼し、家業も傾いていきます。そして、彼は父の反対をおして上京し、多くの文学者や芸術家との出会いを通して若く才能ある詩人・歌人・童謡作家として華々しく世に登場します。ところが、彼は隣家の人妻と恋に落ち、夫に姦通罪[*8]で訴えられ収監されるという事件を起こします。この女性とはのちに結婚しますが、すぐに去られてしまいます。次に結婚した女性も、おそらくは心を病んで去っていきました。

3度目の結婚で彼は2児を得ますが、高揚期ともなると何かにつかれたように作品を量産する一方、乱費して生活費にも困ることもありました。また、焦燥感に駆られてか、１カ所に落ち着いていられず、たびたび転居を繰り返し、樺太《からふと》や台湾をはじめ、全国各地を旅しては行く先々でお祭り騒ぎをしていました。そして晩年は糖尿病と腎臓疾患をわずらい、眼底出血で失明寸前となり、最後は尿毒症で亡くなっています。享年57でした。

白秋の波乱万丈の生き方に見るトラウマの痕跡

白秋の波乱万丈の生き方を見ていると、そこには明らかなトラウマの痕跡を見て取ることができます。

彼は幼い頃から母親に甘えたことがなく、彼の心には生涯を通じて喪失感と空虚感がありました。そこに、溺愛してくれた乳母シカを殺したという「生存者の罪悪感」もつきまとっていたのではないでしょうか。本来は、養育者からの共感的な応答を通して、子どもの確かな自己が育っていくのですが、それが得られない場合には、代わって死の衝動にも似た感覚的な刺激を過剰に求めるようになることがあります。彼が恐れたシカの激しい愛は、実は彼が求めたものだったかもしれません。過食や性的な刺激、あるいはスリルが空虚感や抑うつ感情の痛みを麻痺させ、「自分は生きている」というかりそめの感覚をもたらすのです。

　白秋が中学を中退せざるを得なくなったときには、うつ状態だったのではないかと思われますが、文学の才能が彼の支えとなりました。でも、詩や短歌で生活していくのは容易ではありません。その焦りもあったのでしょう。彼は転々と住まいを変え、果てしない旅行とお祭り騒ぎの宴会の合間にワーカホリックのように大量の作品を創ることで、うつを征服しようとしていたようです。けれども結局は、その暴飲暴食の果てに糖尿病が彼の命を奪ったのでした。

　ところで、彼は「金魚」をはじめとする多くの作品に自らの体験を反映させていて、その心情についても詳しく記しています。なぜ、それほどまでに赤裸々に書くのだろうかと疑問が湧いたのですが、そのとき思い出したのが、広島の被爆者の研究をしたリフトンの「精神的再形成《フォーミュレーション》」という言葉でした。

　精神的再形成とは、生存者がすべてを乗り越えて、死と出会って生き残った体験の中になんらかの意義を見出そうとする傾向のことです。その視点で見ると、白秋の膨大な作品の数々は、単に躁的な精神状態の産物というよりは、混沌とした自らの心的世界や落ち着きを欠いた現実を意味づけ、秩序あるものとして受け入れていこうとした必死の努力の跡とも思えたのです。彼は彼なりに自分という存在の意味を見出そうとしていたのかもしれません。

素直な「甘え」と屈折した「甘え」

白秋は母親に甘えられませんでした。その代わりの乳母も、恐怖さえ感じるほどの激しさで愛情を注いでくれましたが、果たして甘えることができたのかどうか。

この甘えるということには、どういう意味があるのでしょうか。土居健郎先生[*9]の言う「甘え[*10]」は次のように説明されます[*11]。

生まれてすぐの赤ん坊は、母親[*12]と一体化しています。少なくとも幻想の中でそう感じています。おなかがすいて泣けば、すぐにおっぱいが与えられますし、ぐずればあやしてもらえるからです。でも、間もなく、自分と母親は一体ではなく、別々の存在なのだと知らされることになります。それは、子どもにとって死の恐怖と同じくらい恐ろしいことです。自分が一人では何もできない無力な存在であると思い知らされ、見捨てられる不安や取り残される不安に圧倒されそうになります。トラウマで体験する孤立無援感の原型はここにあると言えるでしょう。

そのときの痛みを和らげるのが、「甘え」です。「甘え」とは、子どもが自分と母親とはそれぞれ分離した存在だと気づきながらも、どこか確かな絆で結ばれていると感じることを言います。幼児はそうした幻想をもつことで、自分と母親は一心同体ではないと自覚しながらも、その痛みを乗り越え、それでも大丈夫だと感じることができるのです。土居先生は、「甘え」なくしては母子関係の成立は不可能であり、母子関係の成立なくして幼児は成長することもできないと述べています。[*13]

「甘え」は、母親が子どもの欲求にうまく応えてくれることで、子どもの心の中に育っていきます。そうして「甘え」が成立すると、子どもは孤立無援の恐怖や見捨てられる不安におびやかされずにいられるようになり、自分は母親にとって特別な存在である、気にかけてもらえているという感覚から、肯定的な自己感覚が育っていきます。

「甘え」は子どもだけのものではありません。成人してからもいつも人の心に存在し、健康な精神生活に欠かすことのできない役割を果たします。たとえば、はっきり口に出して言わなくても、自分の気持ちを分かってほしい、察してほしいと期待したり、あの人なら頼みを聞いてくれるだろうと相手の好意を当てにしたりする心理は、「甘え」にほかなりません。

けれども、「甘え」は、甘える側と甘えを受け入れる側の双方が同調してはじめて成立するものなので、「甘え」が満たされるかどうかは相手しだいのところがあり、自分の思うようにはいきません。母親が子どもの「甘え」にうまく応えられないと、子どもは甘えることが難しくなります。逆境的環境の中では、「甘え」は育ちにくいのです。世の中に、素直に甘えられる人となかなか甘えられない人がいるのは、このためです。

そして、素直に甘えられないとき、屈折した「甘え」が態度にあらわれます。「ねたむ」「すねる」「ひがむ」「ひねくれる」「恨む」「ふてくされる」「やけくそになる」、さらには「甘ったれる」といった態度です。でも、こういう態度の裏には「甘え」があり、甘えたくても甘えられないでいるとは受け取られにくいのです[*14]。

土居先生は「相手に対してネガティブな態度をとりながら、その陰に察してほしい気持ち（「甘え」）が透けてみえる」のが屈折した「甘え」の特徴と述べています。そして、屈折した「甘え」は、分かってもらえない屈辱の怒り（ひがみ）と、受け入れを求める尊大な甘え（恨み）とが交じり合っているために、相手にも屈折したアンビバレントな感情を引き起こし、ますます甘えにくくさせると言います。これではあたたかい信頼関係は成立しません。

病院にも、コミュニケーションをとるのが難しい患者さんがいますが、その背景には、甘えたいのに甘えられない、「甘え」の葛藤があることが多いのです。

米国では医学生が臨床実習を始めるのに充分な能力を身につけているかを見るOSCE（オスキー）という試験に、「難しい患者」の事例が挙げられているほど、医師にとっての必須課題となっているのです。英語には「甘え」に相当する言葉がありませんから、その心の機微も理解しにくいのでしょう。特に、大人になってからの「甘え」は、甘えるほうも、甘えられるほうも認めがたいようです。

日本では、子どもには甘えてはいけないと言いながらも、結構、甘えに許容的なところがあったのですが、今では徐々に「甘え」に対する感受性が弱まり、「自己責任」という言葉に象徴されるように、寛容さがなくなってきているように思えるのですが、どうでしょうか。

愛着《アタッチメント》理論と「甘え」理論

英国では第二次世界大戦前から、政府の方針として大規模な学童疎開の計画を立て実行していました。しかも5年、6年という長期にわたって子どもたちは家族から引き離されたのです。

戦後、ＷＨＯの顧問となった小児精神科医ジョン・ボウルビーは、母親から引き離された子どもたちの反応について一連の調査研究を行い、独自の愛着《アタッチメント》理論を打ち立てました。現在、彼の理論は、トラウマとの関連でふたたび注目されています。

特に重要なのは、子どもにとっての「心の安全基地」としての母親の役割です。赤ん坊はハイハイするようになると、母親の表情や声から安全のサインを読み取りながら、行動範囲を広げたり、戻ったりするようになります。このとき、母親は子どもにとっての「心の安全基地」となっているのです。こうした愛着行動を繰り返すことで、子どもは自分が愛され、価値があり、能力のある、良い子であると実感できるようになり、世界は安全で、信頼に値し、生きる価値のあるものと感じられるようになるのです。これこそ、「甘え」と言えるでしょう。

愛着のタイプと対人関係

ボウルビーらは、子どもの愛着には「安全な愛着」と「不安な愛着」の2つのタイプがあることを明らかにしました。これは「甘え」で言うと、「素直な甘え」と「屈折した甘え」に対応すると考えられます。

「安全な愛着」のタイプの子どもは、母親がいなくなると泣き出し、母親を求めますが、ふたたび母親の顔を見るとすぐに泣きやみ、自分から近づいてうれしそうに笑います。こうした反応は母親にとっても好ましく、ますます母と子は安心して結びつくようになります。「甘え」が成立しやすいわけです。

この安全な愛着のタイプの子どもは、母親から肯定的な反応が返ってくることを繰り返し体験することで、必要なときには応答してくれる誰かがいると信じて待つことができる（すなわち「甘え」が成立している）ため、自分をコントロールする力も高くなり、周囲にも素直な良い子として受け入れられていきます。そうして周囲の人と「同調」する中で、ポジティブな自己認識や共感能力を身につけ、自発性を発達させて社会の中で有用なメンバーとなっていきます。

一方、愛着理論では、「不安な愛着」の中には、「アンビバレント型」、「回避型」、「無秩序―無方向型」の3つのサブタイプがあるとしています。それぞれの特徴を見てみましょう。

「アンビバレント型」の子どもは、母親の姿が見えなくなったとたんに見捨てられたのではないかとおびえ、パニックになって必死に追い求め、ふたたび母親を見出すと怒りをぶつけます。そして、いつも母親がそばにいないと不安がり、どこまでもまとわりつきしがみつこうとしますが、反対に過度に従順になることもあります。

このような行動は、母親にとっては負担となるため、子どもに対して冷淡になったり、邪険にしてしまったりする傾向を助長しがちです。そのことに母親が罪の意識をもつと、逆に過保護になったりもします。それがさらに子どもの自己コントロール感を低下させ、自分は誰からも愛されない、気にかけてもらえないというようなネガティブな自己認識や他者認識が刻み込まれ、うつ的でネガティブな世界観をもちやすくなります。

「回避型」の子どもは、母親がいなくても気にかける様子を見せません。再会しても喜ぶそぶりを見せず、怒ることもありません。母親がいようがいまいが関係ないと言わんばかりに無関心を装うのです。この愛着を否定するような反応は、母親を落胆させたり怒らせたりして、拒絶される結果を生むことがよくあります。すると、子どもはますます自分は人から愛されないと思うようになります。その結果として、弱い者いじめのような行動など、反社会的な傾向が助長されることにもなりかねません。

「無秩序―無方向型」の子どもは、タイプとしては少数ですが、母親がいないと動作の最中で突然フリーズして固まったり、何もない空間をじっと見つめたり、奇妙でぎこちない反応をします。また、再会した母親に背を向けながら近づいたり、隠れたり、どこに行きたいのか何をしたいのか分からないような行動をとります。こうした混乱した行動は、なかなか周囲から理解されず、情緒的な交流が難しくなるため、対人的にも不安定な行動を繰り返すようになります。トラウマの生存者で、頼るべき人に頼れずに「難しい患者」となってしまう人には、このタイプが多いと言われています。

　このように、幼い頃に形作られた愛着のパターンはその後の人間関係の内的な枠組みとなり、現実の人との関係を決定づけていくようになります。そこで、安全な愛着が形成されていれば、社会の中でより生きやすくなるのですが、それには、母親の応答性と子どもに対する同調能力、愛着への感受性が必要なのです。母親自身が、どのような愛着パターンをもっているかにも大きく左右されることになります。

また、日本では「捨てる神あれば、拾う神あり」ということわざがありますが、親に甘えられなくても、近くに甘えを受け入れてくれる人がいれば、人生が変わってくる可能性もあるわけです。そのことは、次章で見ていくことにしましょう。

---

*1　この研究では、小児期を18歳未満としています。

*2　のちに3つのカテゴリーが追加され、全カテゴリー数は10になりました。

*3　Stevens, J. E. (2012, October 3). The Adverse Childhood Experiences Study—the largest, most important public health study you never heard of—began in an obesity clinic. *ACES Too High News*. https://acestoohigh.com/2012/10/03/the-adverse-childhood-experiences-study-the-largest-most-important-public-health-study-you-never-heard-of-began-in-an-obesity-clinic/

*4　S・W・ポージェス、花丘ちぐさ（訳）『ポリヴェーガル理論入門　心身に変革をおこす「安全」と「絆」』春秋社、２０１８年。

*5　Amemiya, A., Fujiwara, T., Shirai, K., Kondo, K., Oksanen, T., Pentti, J. & Vahtera, J. (2019, August 24). Association between adverse childhood experiences and adult diseases in older adults: a comparative cross-sectional study in Japan and Finland. *BMJ Open, 9*, Issue8. https://bmjopen.bmj.com/content/9/8/e024609

*6 全国疎開学童連絡協議会公式ホームページ。https://gakudousokai.com/sokaitoha.html

*7 三木卓『北原白秋』筑摩書房、２００５年。

*8 １９４７年の刑法一部改正以前は、妻が夫以外の者と性的関係をもったとき、夫の告訴により姦通罪で処罰されました。

*9 土居健郎先生は私の大学院の指導教官であり、勤務した精神科病院の顧問医でもあり、この本でも先生と呼ばせていただきます。

*10 土居先生の言う「甘え」は、日常語として用いられる甘えとは少し違う概念なので、カギかっこつきで書かれています。

*11 土居健郎『「甘え」の構造』弘文堂、１９７１年。

*12 以下、本書では子どもにとっての主要な養育者を「母親」と呼びます。生物学的な母親を必ずしも意味しません。

*13 前掲書『「甘え」の構造』。

*14 土居健郎『続「甘え」の構造』弘文堂、２００１年。

VII.

トラウマを生き抜くには

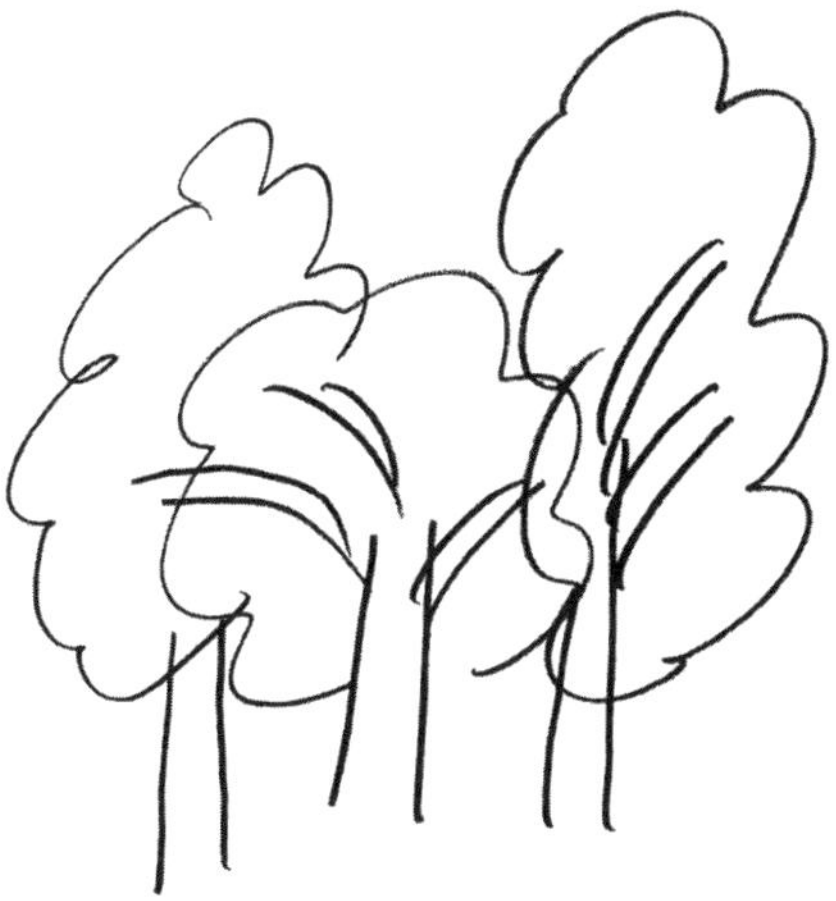

ここまで、ＣＯＶＩＤ-19とたたかう医療現場の話から、私たちが生きていく間に体験するさまざまなトラウマとその影響について見てきました。

けれども、そうしたトラウマ体験を超えて私たちは生き抜き、さらにはそれを成長のチャンスとしていくことができます。それはどうしたら可能になるのでしょうか。最後にそれを考えていきたいと思います。

21世紀は回復《リカバリー》がキーワード

私が長年かかわってきたメンタルヘルスの世界では、今、〈回復《リカバリー》〉という言葉がキーワードとなっています。目指すのは、「病気が治ること」ではなく「リカバリー」だと言うのです。

その背景には、今まで入院治療が中心だった精神科医療のあり方が変わり、精神障害をもっていても、地域でさまざまな医療や福祉のサービスを受けながら暮らすことができるようになったこと、同時に、当事者自らが治療にも社会にも積極的にかかわっていこうとする動きが高まってきたことなどがあります。

米国では、１９９９年の公衆衛生総監報告書で初めてメンタルヘルスの問題が採りあげられ、「すべての精神保健サービスは当事者中心で、リカバリーの促進に焦点を当てたものでなければならない。すなわち、サービスの目標は、症状の軽減だけではなく、有意義で生産的な人生の再建に向けての努力であるべきである」と記されました[*1]。

リカバリーとは、症状や問題行動がなくなることだけではありません。もちろん、幻覚や妄想がなくなる、うつ状態が軽くなるといったことは、臨床的な意味での回復と言えますが、当事者の視点からすると、リカバリーにはそれとは異なる意味が一人ひとりにあると考えられています。その違いをはっきりさせるために、当事者の視点から見た回復をリカバリーと表記することが多いので、ここでもそうしたいと思います。

リカバリーとは何か

米国でリカバリー運動のオピニオンリーダーであるパトリシア・ディーガンは、17

歳で統合失調症を発症したのちに、心理学を学んで心理学博士となった人です。彼女は、リカバリーは「一人ひとりのユニークな旅」であると述べています。

リカバリーとは、元に戻るという意味でもありません。患者となった人たちには、精神疾患を発症する前はずっと孤独で、不安と焦燥感でいっぱいだったという人が多いのです。そういう状態に戻りたいわけではないのです。ディーガンはこう語っています。

> リカバリーとは、ただ単に安定することでも以前の自分に戻ることでもない。それは変化の過程であり、その過程の本質は自分で方向性を決めていくこと。[*2]
>
> リカバリーは過程であり、生き方であり、構えであり、日々の挑戦の仕方である。直線的な過程ではない。ときに道は不安定となり、つまずき、止《や》めてしまうが、気を取り直してもう一度始める。必要としているのは、障害への挑戦を体験することであり、障害という制限の中、あるいはそれを越えて、健全さと意志という新しく貴重な感覚を再構築することである。求めるのは、地域の中で暮らし、働き、愛し、そこで自分が重要な貢献をすることである。[*3]

「弱さ」の力

精神科で治療を受けている人々の中には、多くの逆境体験の生存者がいます。トラウマを負って、自らの人生を自分自身の手で切り開いていくという能動性をもてなくなっている人も珍しくありません。社会の偏見や差別がそれに拍車をかけます。

そこで、リカバリー運動の中で生まれたのが、障害や弱点などマイナス面に着目するのではなく、その人のもつあらゆる力や可能性といったプラス面＝ストレングス（強み）に着目して、それを強化（エンパワメント）していこうという考え方です。

もちろん、ストレスの影響や個人の弱さなどを否定するわけではありません。当事者研究などの、当事者自身によるユニークな活動で有名な〈浦河べてるの家〉では、「弱さとは、強さが弱体化したものではない。弱さとは、強さに向かうための一つのプロセスでもない。弱さとしての意味があり、価値がある」ということを「弱さ」の力として理念の一つとしています。「『強いこと』『正しいこと』に支配された価値の中で『人間とは弱いものなのだ』という事実に向き合い、その中で『弱さ』のもつ可能性と底力を用いた生き方を選択する」のが、べてるの家の「弱さの文化」なのです。[4]

リカバリーの可能性は誰にでも

リカバリーは、障害をもつ人たちだけのものではありません。

たとえば、米国の総合病院で最も多いインシデント[5]は、患者の自殺企図です。特にそのリスクが高いのは、がんと診断された直後です。いくら先進的な治療法が開発されて、がんイコール死ではもはやなくなっている時代だとはいえ、がんの告知は患者からしてみれば、トラウマと言えるほどの衝撃なのです。その結果の、闘争—逃避反応と言えるかもしれません。がんと診断された後十数年経って自殺企図を起こす人もいますから、何年経ってもその衝撃は残っていると考えるべきなのでしょう。

一方、医師も抗がん剤や放射線での治療について、がん細胞を〝やっつける〟とか〝叩く〟とか言います。これは、医師の闘争—逃避反応なのかもしれません。治療自体が「攻撃的」でかなりの苦痛を伴うため、「治療しているのか殺されそうになっているのか分からない」と冗談交じりに訴える患者もいます。そうなると、早くこの苦しみから逃れたいと思うのももっともなことです。

けれども、がんという病気そのものを治すことはできなくても、人とのつながりを回復することで、心の平安を少しでも取り戻すことは可能ではないでしょうか。それもリカバリーの第一歩です。

ケアする人にもリカバリーが必要

治療が難しい疾患を抱えた患者の中には、医師や看護師に怒りをぶつける人や、治療やケアを拒否する人もいます。これも、闘争―逃避反応の一つなのでしょう。そんなとき、看護師は落ち込みます。生きてほしいと思って看護しているのに、患者は死にたいと言う。つらい気持ちが分かるからこそ優しくしようと思っているのに、ちょっとしたことで怒られる。余計なことをするなと拒否されて、取りつく島がない。こうなると、なんのためにこの仕事をしているのか、その意味が分からなくなってしまうのです。

患者の状態がなかなか良くならないときも同じです。自分のやったことにそれなりの反応が返ってこないと、つながりが断たれたようで悲しく、また不安にもなるのです。そして、理屈に合わないことと分かっているのですが、良くならない患者がうらめしくなることもあります。

一方で、患者から拒否されたり、何をやっても痛みが引かなかったりすると、自分の看護が未熟なせいではないかと自分を責めたり、恥ずかしいと感じたりする人もいます。また、同僚からもそう思われるのではないかと思うと、相談もしにくくなります。

１０２ページで紹介した「感情の容器」になるという考え方からすると、看護師が感じる不安や怒り、悲しみ、自責の念や恥の感情は、患者が自分では抱えきれずに看護師という容器に流し込んだ感情なのだと考えられます。でも、明らかにそう感じているのは自分ですし、患者に対してそういうネガティブな気持ちをもつことは看護師としてあってはならないことのように思って、感じないように努力もします。そのように、しょっちゅう感情を抑えて仕事をしていると、看護師の心がフリーズして人としての感受性が失われてしまうのです。

その結果、患者に関心をもつことができなくなり、しまいには人間的に扱うことができなくなったりします。こうなると、自分の仕事にやりがいも達成感も感じられなくなってしまいます。これは、それまで精力的に仕事に打ち込んできた人に見られるバーンアウト（燃え尽き）の症状として挙げられている徴候です。共感疲労の場合は、同じようなことがそれほど経験のない人にも起こります。

よく高齢者施設や障害者施設での虐待がニュースになることがあります。そのたびに施設長が「あってはならないことが……」と深々と頭を下げて謝罪する映像が流れますが、このような不祥事もバーンアウトもしくは共感疲労の結果と言えるのではないでしょうか。たしかに「あってはならないこと」ですが、決して「起こり得ないこと」ではないのです。それを、「起こり得ないこと」にするためには、スタッフこそが回復する必要があるのです。

社会にもまた、リカバリーが必要

これだけストレスの多い現代社会だからでしょうか、最近、精神科クリニックなどで「適応障害」と診断される患者が増えていると聞きます。適応障害というのは、職場や家庭などでの新たな役割や環境変化に伴うストレスから、不安になったり自分を責めたりして機能不全の状態になる病気です。

本人は適応できないこと自体が問題と思っていることが多いのですが、実は問題はそうではなく、適応できないことで不安になり悩んでしまうことであり、そんな自分が受け入れられないことなのです。適応しなくてもいいじゃないかと思えれば、もっと気持ちが楽になるのでしょうが、そう簡単にはいかないようです。

社会では多様性が叫ばれていますが、その一方で同調圧力が高まっています。むしろ、バラバラだからこそ不安になり、みんなが同じと感じたいのかもしれません。その結果、みんなが忖度し合って期待される行動をとることが求められる。その傾向が強まれば強まるほど、適応障害と診断される人が増えるのは当然と言えます。もともと発達障害の傾向があり、言外の意味を汲みとることが苦手な人も職場でうまく行かず、適応障害と診断されて休職を勧められることがよくあります。発達障害でなくても、相手の言うことをそのまま言葉どおりに信じられる社会であれば、どんなに楽に生きられることでしょうか。

ＣＯＶＩＤ－19が社会に与えた影響

現代社会はどんどん複雑になって、生きにくさが増しているようです。そこに新型コロナウイルスが入り込んできたわけです。

ＣＯＶＩＤ－19は、人々を不安と恐れに巻き込み、そこから根拠なき嫌悪や偏見、差別が生まれることは、「はじめに」で紹介した日本赤十字社の呼びかけ文に記されたとおりです。見えない敵であるウイルスへの不安や恐れを、特定の見える対象や人に置き換えて、嫌悪したり、偏見・差別したりして自分から切り離し、遠ざけることでつかの間の安心感を得る。これは置き換えと呼ばれる無意識の防衛機制の一つです。いったんはそれで安心できたとしても、かえって人と人との信頼関係や社会のつながりが壊されてしまいます。そして感染予防のルールを守らない人たちや感染を隠したりする人が出てくることで、ウイルスが入り込む隙ができてしまうのです。

その呼びかけ文には、「不安と恐れ」に対する予防策として、「気づく力」「聴く力」「自分を支える力」を高めるということが掲げられています。具体的には、ウイルスに関する悪い情報ばかりに目が向いていないか、何かと感染症に結びつけて考えていないか、趣味の時間や親しい人との交流が減っていないか、生活習慣が乱れていないかを振り返ってみること。さらに、立ち止まって一息入れ（深呼吸、お茶を飲む）、今の状況を整理してみること。自分自身（考え方、気持ち、ふるまいなど）をいろいろな角度から観察してみること、などです。

これは、リフレクション（内省）という方法です。日本では、なにかというと反省させられますが、リフレクションは反省することではなく、まさに自分自身や出来事をいろいろな角度から振り返ってみることなのです。うつや不安障害などの治療に用いられる認知行動療法でも、これを行います。

リジリエンス：あらゆる逆境をしなやかにはねのけて回復していく力

これまで、トラウマのネガティブな影響ばかり見てきました。それでも困難な子ども時代を過ごした人の中には、身体的にも情緒的にも健康に育つ人がいるのも事実です。そこで注目されているのが、リジリエンス[*6]です。特に当事者のリカバリーを支援する運動の中で注目されるようになった概念で、あらゆる逆境やストレスにもかかわらず、それをしなやかにはねのけて回復していく力、立ち直る力のことを言います。

リジリエンスについては、90年代以降数多くの研究が行われているのですが、私がなるほどと思ったのは、10代前半でハイヴァレー病院という精神科病院の子どもセンターの閉鎖病棟に入院させられた子どもたちに関するハウザーらの研究でした[*7]。

彼らは、１９７８年から１９８３年にかけてこの病棟に入院した約70人の子どもたちに、同じインタビュアーが年に１回インタビューを行い、その成長過程を追う研究を行いました。子どもたちは入院前も入院中も、厳しい逆境体験を重ねており、怒りをコントロールできずに破壊的な行動を繰り返していたり、うつ的で自殺企図を繰り返していたりしていました。退院した子どもたちも、たいていは身体的・精神的な疾患や問題を抱えていました。

　ところが、その中に珍しく〝成功した〟子どもたちがいたのです。ドラッグを使用することをやめ、健康的になり、学校を修了し、仕事についたりその準備をしたりしていました。結婚して子どもがいる人もいました。もちろんそのプロセスは平たんなものではまったくありませんでした。でも、彼らは失敗を繰り返す中で、より強く、より賢明になっていたのです。この子どもたちは、心理検査などによってもリジリエンスが高いと判断されました。

　１９８９年、〝成功した〟子ども、すなわちリジリエンスが高い子ども９人を対象に、追跡調査が行われました。今回は彼らの過去を知らないインタビュアーが、この９人に２回ずつインタビューを行ったのです。20代の青年になった子どもたちは、自分についてこれまでの経験や思いを自由に語りました。それと並行して、対照群として同じ入院児の中から選ばれた平均的な子ども（こちらもすでに成人しています）にもインタビューを行い、語られた内容を比較してその違いを見ました。データは数値ではなく、子どもたちの語り（ナラティヴ）で示されています。

リジリエンスが高い子どもたちの特徴

分析の結果、リジリエンスが高い子どもたちの語りには、対照群の平均的な子どもたちとは明らかに違う特徴が見られました。それは、彼らの語りに現れる〈内省〉〈主体性〉〈関係性〉の3つのテーマで示されました。この3つは独立した特徴ではなく、それぞれ関連し合っています。

たとえば、ピートという少年は、銃を盗み、6つの学校を追い出されたところで入院させられたのですが、それについて問われて、「嫌だっただけさ」「やってられなかったのさ」と答えます。さて、このどこがリジリエントなのでしょう。

〈内省〉とは、自分の思考のプロセスを考える能力です。そして、自らの心の中を探索して、自分の考えや感情、動機を知ろうとし、さらにそれを意識化していく力です。ピートは、嫌だという気持ちを自分がコントロールできなかったことに気づいていて、それを思春期の少年らしいぶっきらぼうな言葉で、彼なりに表現しています。

〈主体性〉とは、行動することが肝心であり、自分の人生に良い結果を生むようにかかわることができるという信念です。リジリエントな子どもたちは、ときに向こうみずな行動に出ますが、それには彼らなりの目的があるのです。人のせいにしていないということも大事です。ピートは入院前、祖父から盗んだ銃で父親を脅すという事件を起こしていました。実は、虐待する父親を止めようとしたのです。彼の暴力は、安全でいたいことの裏返しなのだとハウザーは言います。やり方は良くなかったかもしれませんが、彼は自分で責任をもって立ち向かおうとしたのです。そこに被害者意識はありません。彼は「人生をしくじった」と言います。そして、自分にとっては良いと思えた行動を「しくじり」ととらえなおし、二度としくじらないようにどうすればいいかを考えていたのです。

インタビューが終わりに近づくと、ピートは落胆して、「もう来年まで会えないの？」とインタビュアーに聞きました。二人は再会を約束して別れます。彼には関係を志向する傾向があり、実際に安全な関係をつくりだす力があったのです。これこそが、素直に甘える能力と言えるでしょう。親に対するアンビバレントな気持ちも、関係を求めるからこそ生じるものです。

ときに途方もないと思えるような夢を抱き、自分なら実現できるだろうと信じて果敢に取り組んでいく根拠なき楽観主義も、リジリエンスの高い子どもの特徴の一つでした。

その後、ピートは大学を卒業し、父親の限界を知りつつも、比較的あたたかい関係をつくりあげたと書かれていますが、きっと甘えられるようになったのでしょう。

主体性のパワーにハーネスをつける

リジリエンスは、言葉や行動を表面的に見たり聞いたりするだけではとらえることはできません。この研究を行ったハウザーは、次のように述べています。[*8]

> 危機をはらみ、反抗的で、無駄に見える役に立たない行動には、内省、主体性、関係性という値段がつけられないほどの貴重な資源―認識され促される必要がある宝のような能力―が隠れている可能性がある。

ハウザーらがこの研究に取り組んだ第一の動機は、子どもたちをあたたかく受け入れる社会をつくりたいという願いだったそうです。このようなまなざしがあったからこそ、この希少な宝のような能力を見出すことができたのでしょう。

ハウザーはこの研究を通して、リジリエンスを促すためのいくつかのヒントを示しています[*9]。

・自分の環境を作り替える能力を促進させる。
・暗闇の中から「長所」を探し出す。
・主体性のパワーにハーネスをつける。
・人間関係への関心を注意深く読み取る。

なかでも面白いと思ったのは、主体性のパワーにハーネス[*10]をつけるという表現です。たとえば、子どもたちが殴り合いのけんかをしているのを見ると、大人は「いけません」と制止して叱ることが多いのではないでしょうか。でも、どういう動機で、どうしようと思ってけんかになったのか尋ねてみれば、そこに子どものリジリエンスを見出すことができるのです。

たとえば、手を出した子どもが「殴ってでも自分が怒っていることをあいつに分からせたかった」と言うとしたら、それは自分の感情を自覚していてなんとか相手に伝えたいと思っているわけです。そこには、内省と主体性と関係への希求が見て取れます。そこに、逆境を乗り越えていく可能性としてのリジリエンスがあるわけです。

それを理解したうえで、でも「やり方はまずかったね」と返して、どうすれば良かったかを自分で考えるようにさせることが、「主体性のパワーにハーネスをつける」ことになります。無理やり謝らせて、仲直りをさせるというやり方は、「粗削りな形で姿を現している子どもたちの主体性」を押しつぶすことになってしまいます。真の信頼関係を築くことにもなりません。

リジリエンスは、生来もっている性格傾向でも、ずっともち続ける力でもありません。その時々に現れるものであり、失われてしまう可能性もあります。だからこそ、大人には子どもたちの言動を見守りつつ、共感的にかかわっていく責任があるのです。

リジリエンスを生み出す子ども時代のポジティブな体験

前章で紹介したＡＣＥ研究では、子ども時代の逆境体験が成人後の心身の健康にネガティブな影響を及ぼすことが明らかになったと述べましたが、それでも前述のハウザーらの研究が明らかにしたように、困難な子ども時代を過ごした人の中にも、健康に育つ人がいます。そこで、子どもたちのリジリエンスを生み出す要因として、子ども時代のポジティブな体験（ＰＣＥ）[*11]があるのではないかという仮説のもとに、ＰＣＥについての大規模調査が行われ、２０１９年にその結果が発表されました。[*12]

それによると、ＰＣＥの数が多いほど、大人になってからの精神状態も良好になることが明らかになりました。そして、いくらたくさんのＡＣＥすなわち逆境体験があっても、ＰＣＥがあれば悪い影響を和らげることができ、逆に、ＰＣＥがないと、ＡＣＥが少なくても、ネガティブな影響が出てしまうというのです。

この研究で、以下の７つのＰＣＥが明らかにされています。

・家族に気持ちを打ち明けることができる。
・困難なときに家族がそばで支えてくれるという感覚。
・地域の伝統行事に参加する楽しさ。
・高校に所属していることを実感する。
・友人に支えられていると感じる。
・親以外で純粋に心配してくれる大人が少なくとも2人いる。
・家の中で大人に守られていると感じる。

もちろん家族といて安全と感じられることは重要ですが、家族外の世界とのつながりが大事だということが分かります。

近所のおじさん、おばさんに可愛がられた。近くの神社のお祭りでおみこしを担いだ。金魚すくいをした。高校の応援団で地区のスポーツ大会に参加したといった経験も、大人になってからの健康に関係しているというわけです。そうしたポジティブな経験をした子どもは、社会的・精神的支援を自分から求めることができるようになり、結果として健康な大人に成長する可能性が大きくなるのです。自分から助けを求められることは、リジリエンスの条件でもあります。

感情を言葉にすることの大切さ

「甘え」は、無意識的なものです。そのため、自覚しにくく、すぐに言葉にすることが難しいのです。理不尽と思える怒りをぶつけてきたり、拒絶したりする患者の中にも、きっと察してほしい、気にかけてほしいという気持ちがあるのだと思います。「死にたい」という患者も、死にたいと思うほどつらいのを分かってほしいのでしょう。

でも、実際には、そう自分から言葉で伝えられる人はまれです。98ページで見たようにトラウマは言葉を破壊するからです。言葉では言い尽くせない、言っても分かってもらえないだろうと思ってしまうのです。

そのため、看護師は、自殺リスクの高い患者には、どの程度希死念慮（死にたいという思い）を抱いているかをきちんとアセスメントしなければならないのですが、それを質問することでかえって患者の自殺のリスクを高めてしまうのではないかと恐れて躊躇することがしばしばです。

けれども、「早く死にたい」と訴える患者の80%近くが、その思いについて話し合うことで落ち込むことはないと答えているという研究結果があります。[*13]

リジリエンスの土台となる感情リテラシー

複雑な現代社会において良好な人間関係を築くためには、感情をただコントロールするだけでは十分ではありません。自分の感情を認識して適切に表現したり、他者の感情を正確に読み取り、共感したりすることが不可欠です。これを支えるのが「感じる知性」とも呼ばれる感情知性です。[*14]

これに似た概念に、感情リテラシーというものがあります。リテラシーというのは、もともと読み書き能力のことを意味しています。米国の薬物依存症者の回復支援プログラムを運営する当事者グループ〈アミティ〉では、感情リテラシーを「感情にふりまわされるのではなく、感情を使いこなす能力」として、グループでの対話を通してこれを高めることがリカバリーへの鍵としています。[*15]

具体的には、次のような能力です。

・自分の感情や欲求に気づき、それを言葉で伝える能力。
・相手の感情や欲求に気づき、適切に対応できる能力。
・感情と自分の反応を振り返ってそのつながりを考え、理解する能力。

薬物依存に陥る人の中には、虐待やネグレクトなどのトラウマによって言葉を破壊されたうえに、内省のチャンスもなく、感情をフリーズさせたまま育ってきた人が多いのです。グループで語り合う中で、「自分自身の言葉を見出すこと」が、リカバリーへの第一歩となります。

映画『プリズン・サークル』

『プリズン・サークル』は（監督・坂上香）は、官民協働による新しい刑務所「島根あさひ社会復帰促進センター」での〈アミティ〉の方法論を用いて得られた受刑者の語りを2年がかりで追ったドキュメンタリー映画です。

受刑者たちのほとんどは、幼い頃から逆境の中で育っています。そのため、自分の体験に比べれば、自分の犯した罪は大したことではないと思い、罪の意識をもてないでいることが多いのです。そもそも愛する能力がなければ、罪の意識は生まれません。そして、愛する能力は愛されることでしか、獲得できません。刑罰が厳しければ厳しいほど、社会に対する恨みの感情ばかりが増大して、出所後の再犯率も高くなります。でも、グループでの語り合いやロールプレイを通して自分の過去と向き合った受刑者たちは、自分の痛みに気づくと同時に、被害者の痛みを理解するようになり、新たな生き方を選び取っていきます。

この映画は、２０２０年度文化庁記録映画大賞ほか、数々の賞を獲得しています。

トラウマについて話し合う

トラウマについて話し合うということは、簡単なことではありません。東日本大震災の際に救援に行ったある看護師は、その体験について「話したくなかったし、どう話せばいいのか分からなかった」と言い、またある看護師は、「もう、封印ですね、私は」と言いました。

危機を生き延びた後に、生理機能が落ち着き、回復し、成長するには、私たちは身体の芯で安全を感じる必要があります。[*16] それには時間と信頼できる人との絆が必要です。話せないと言った彼女たちも、「一緒に行った仲間とは、顔見るだけで安心した」と語っていました。

さまざまな形でトラウマをこうむりやすい対人援助職の場合、基礎教育の中に自分の経験を語り合う授業が必要だと思います。こうした経験を事前に積んでおくことで、感情リテラシーをはぐくみ、また人を信頼することも学ぶことができます。

たとえば、実習中に学生が受けもち患者に拒否されたというような場合、それを学生にとっての緊急事態ととらえて、実習カンファレンスでその体験について振り返り、学生同士で気持ちを共有するのです。一種の危機介入でもあります。

患者に拒否されるということは、学生にとっても悲しくショッキングな出来事です。たいていそれを自分の失敗と感じているものです。振り返りというと、反省しなくてはいけないと考えてしまう学生が多いのですが、振り返りは反省とはまったく違うものです。何が問題だったのか、どうすれば良かったのかを考えるのではなく、何がどのようにして起こったのか出来事についての文脈をたどりながら、そのとき自分は何をどう感じていたのか、考えていたのか、そして今は、どう感じているかを言葉にしていきます。すると、拒否されて頭が真っ白になったという学生も、そのとき悲しみを感じたことや、怒りを感じている自分に気づいたりします。そうした気持ちを表現できると、患者の気持ちについても深く考える余地ができてきます。

ところが、拒否されたことを恥ずかしいと感じる学生もいて、そのことをほかの学生には知られたくないと思っていることも珍しくありません。でも、勇気をふるって話してみると、ほかの学生が同じような経験をしたことがあると話し出すこともあります。すると、落ち込んでいた学生も、こうした目に遭うのは自分だけではなく、恥ずかしいことではないと思えるようになります。

また、看護師は患者に対して怒りを感じることなどあってはならないと思っていて、その出来事自体を「大したことではない」「なんでもないこと」として処理してしまおうとする学生もいます。そういう学生でも、ほかの学生が語るのを聞いて、そう感じてもいいのだと思えるようになると、自分の中に悲しみだけでなく、悔しい気持ちや怒りさえもあることを受け入れられるようになり、さらには「なぜ患者は？」という疑問が生じてきます。そして、その患者の拒否の背後にどんな状況や気持ちがあるか、自分のかかわり方がどうだったのかなど、さまざまに思いめぐらすことができるようになります。そこから過去の実習で体験したことや自分の普段の対人関係に表われた癖《くせ》に気づく学生もいます。自分の内面をオープンにするには自分や仲間に対する信頼がなければなりませんが、オープンにして受け入れられる体験から、新たな自己と他者への信頼が育っていきます。

この方法は、学生たちの患者理解や自己理解をうながす教育的な効果があるだけでなく、傷つき自信を喪失した学生のリカバリーを助ける心のケアともなります。これは、学生の場合に限らず、どこでも何か問題が起きたときに、取り入れられる方法です。

緊急事態の際に救援活動に従事した人たちを対象として行う〝グループ・デブリーフィング〟という方法も、同じような考え方に基づいています。デブリーフィングとは、ある任務に従事し終えた人たちが数日経ってから体験したことを語り合うことで、緊張をほどいてゆき、心理的に肯定し、達成を認めるという方法で、緊急事態ストレスマネジメントの一環としてＰＴＳＤを予防する目的で行われます。[*17]

米国の救急救命の場ではよく行われているのですが、科学的に効果は実証されておらず、不用意に行うことは侵入的で危険という意見もあります。中井久夫先生は、ご自身も米国でデブリーフィングの研修に参加して効果を実感したうえで、「デブリーフィングは無効であるという研究もあるが、有害ではない限り、やって悪いことではないだろう」と書いています。[*18]

また、米国ではグループ・デブリーフィングを行うのは、通常、トレーニングを受けた同じ職業の仲間（ピア）とされています。自分自身も同じような惨事をくぐり抜けてきた経験から、共感的にサポートすることができるのです。実際には、これ以外にもさまざまなタイプのサポートが組織的に提供されており、これだけで十分というわけではありません。

雑談の効用

最近、ＩＴ企業などで「フィーカ」と呼ばれる習慣が注目されています。スウェーデン語のコーヒーkaffiが転じてfikaと呼ばれるようになったものですが、どんなに忙しくてもフィーカの時間になると、みんながいったん仕事の手を止めて、コーヒーと甘いものを取りながら雑談するのです。スウェーデンでは企業の大小を問わず、根づいている習慣だそうです。実際、私が勤務していた日本赤十字看護大学で、スウェーデンからの男子の交換留学生が日本赤十字社医療センターで実習をしたときに、「なんでお茶の時間がないのか」と訴えてきたことがありました。

ＩＴ企業ではわざわざフィーカのためのスペースが設けられているそうですが、部署を越えて人々が談笑し交流し合うことで、クリエイティブな発想が湧いてくるのだそうです。と言っても、するのは仕事の話ばかりではありません。雑談なのです。

かつて日本の病院では、シフトが切り替わる際には、必ず申し送りの時間があったのですが、「効率化」ということで廃止されるようになりました。申し送りが「雑談」になってしまい、時間の無駄だというのです。でも、少なくとも一日の終わりにその日あったあれやこれやを話して、「荷下ろし作業」をしてから帰宅するのは、メンタルヘルスを保つためにはとても大切なことなのです。

相手の話に合わせて声を出したり、笑ったりすることは、呼吸が深くなる効果とあいまって、腹側迷走神経の働きを高め、身も心もリラックスすることができます。お茶を飲みながら談笑していると、なおのこと呼吸もゆるやかになり、内臓の働きもよくなります。

ところが、今や、会議やミーティングまでもが、時間の無駄だからと減らされていく傾向があるようです。勤務時間後の控え室でのおしゃべりも、「働き方改革」とやらで、早く帰るように注意されてしまいます。この無駄のように見える時間の中で身も心も回復し、新しい発想が生まれてくるのに、です。かのアルキメデスも、お風呂に入っているときに「アルキメデスの原理」を発見して、「エウリカ（発見したぞ）！」と叫んだというではありませんか。

---

*1 *Mental health: A report of the Surgeon General.* (1999). National Institute of Mental Health. 公衆衛生総監は、アメリカ公衆衛生総局長官、軍医総監とも訳されます。大統領により任命され、上院で認可されます。任期は4年。

*2 下平美智代「コラム『パトリシア・ディーガン』」武井麻子他『精神看護学(2)　精神看護の展開』第6版、医学書院、2021年、79頁。

*3 野中猛『図説 リカバリー：医療保健福祉のキーワード』中央法規出版、2011年、41頁。

*4 「べてるの家の理念」浦河べてるの家ホームページ。https://www.urakawa.bethel-net.jp/philosophy/

*5 アクシデントまではいかないけれど、注意すべき出来事のことをこう呼びます。

*6 もともとは、弾力性をもった物質の復元力をあらわす物理学用語です。

*7 S・T・ハウザー、J・P・アレン、E・ゴールデン、仁平説子・仁平義明（訳）『ナラティヴから読み解くリジリエンス　危機的状況から回復した「67分の9」の少年少女の物語』北大路書房、2011年。

*8 前掲書『ナラティヴから読み解くリジリエンス』。

*9　前掲書『ナラティヴから読み解くリジリエンス』。

*10　盲導犬などに装着する引き具、もしくはロッククライミングのクライマーがロープを身体に結びつけるために装着する安全ベルトなどを意味します。

*11　Positive Childhood Experiences の略です。

*12　*Positive Childhood Experiences (PCEs)*. (2019). PINETREE INSTITUTE. https://pinetreeinstitute.org/positive-childhood-experiences/

*13　Porta-Sales J., Crespo I., Monforte-Royo C., et al. (2019). The clinical evaluation of the wish to hasten death is not upsetting for advanced cancer patients: A cross-sectional study. *Palliat Med, 33*(6), 570-577.

*14　D・ゴールマン、土屋京子（訳）『EQ　こころの知能指数』講談社、１９９８年。

*15　坂上香・アミティを学ぶ会（編）『アミティ「脱暴力」への挑戦　傷ついた自己とエモーショナル・リテラシー』日本評論社、２００２年。

*16　B・ヴァン・デア・コーク、柴田裕之（訳）『体はトラウマを記録する　脳・心・体のつながりと回復のための手法』紀伊國屋書店、２０１６年。

*17　J・T・ミッチェル、G・S・エヴァリー、高橋祥友（訳）『緊急事態ストレス・PTSD対応マニュアル　危機介入技法としてのディブリーフィング』金剛出版、２００２年。

*18　中井久夫『災害がほんとうに襲った時　阪神淡路大震災50日間の記録』みすず書房、２０１１年。

おわりに

本書では、新型コロナウイルスが引き起こしたさまざまな出来事から、トラウマの意味やその影響について、そしてそれをしなやかに跳《は》ね返して回復していく力、リジリエンスについて考えてきました。

リジリエンスは、その人にもともと備わったものというわけではありません。試練に遭うたびに、その状況に適応しようとして発揮されるものであり、その体験がまた次の試練の際に活かされて、新たなリジリエンスとなっていくというような動的なものです。

このリジリエンスをはぐくむために私なりに大切だと考えていることについて、最後にお話ししたいと思います。

まず大事なのは、健康な自己中心性です。「自己中」というと評判は悪いのですが、健康な自己中心性はとても大切です。前章のハウザーらの研究で、「主体性」として語られたことと似ています。また、「安全を身体の芯で感じること」といった表現もありました。自己中心性の中心というのは、心の芯であり、身体の芯でもあります。

そのためには、自分の意思や感情、動機などをしっかりと自分でつかんでいる必要があります。ですが、自分の意思や感情をそのまま自分で受け入れること、自分を受容することは、他人を受容するよりも難しいのです。ときには自分が嫌で目をふさぎたくなることもあります。では、どうしたら嫌な自分を受容できるようになるのでしょうか。

私が30年以上前に出会ったある患者は、入院したときに主治医が自分の唯一の趣味だった音楽に興味をもってくれて、面接のたびにその話をしたことで救われたと、今でも語ります。当時、思春期の葛藤を抱えて自宅に引きこもっていた彼にとって、自分の世界に関心を寄せてくれる人がいることを知ったことは、自分はここにいてもいいのだと思えるきっかけとなったようです。リカバリーには、このように関心をもってくれ、反応を返してくれる他者が必要なのです。

ただ、トラウマの生存者の中には、自分自身をとざすことでしか身を守れないと感じている人がいます。そうした人は、人との関係から安心や慰めを得ることができなくても、ほかの哺乳動物——たとえば犬や馬、さらにはイルカなども——が、人間ほど複雑ではない交わりを通して、必要とされる安心感を与えてくれると言われており、トラウマを負った子どもなどの治療に用いられています。私が２０１１年に訪れた地中海に浮かぶマルタ共和国の精神科病院では、すべての病棟に犬がいて、児童精神科病棟の中庭には2頭のロバがいました。

もしかしたら、最近のペットブームも、現代人の自己治癒努力の意味があるのかもしれませんね。

内なるスーパーバイザーの存在

こうした人とのあたたかな関係が回復を支えてくれるとしても、いつまでもその人がそばにいるというわけにはいきません。いつかは一人で世界に一歩を踏み出さなくてはならないのです。

特に初めてのことに挑戦するときには、誰でもとても不安で心細く感じるものです。そんなとき、これまで出会った教師や友人などを思い浮かべ、「あの先生ならなんと言うだろうか」「あの人ならどうするだろうか」と考えることがあります。かかわりの中での同一化を通して、内面に取り込まれたその人のイメージが参照のために呼び出されるのです。そうして、そのイメージが心の中に浮かぶと、少し落ち着き、行動できるようになります。このとき、思い浮かべた人は、自分にとって心の中のスーパーバイザー（指導者）となっているのです。こうした内なるスーパーバイザーをもっていると、いちいち誰かに指示を仰いだり、相談したりしなくても、その場で自分なりに判断して行動できるようになっていきます。もちろん、成長とともに内なるスーパーバイザーが変わっていくこともあり得ます。

同行二人

四国八十八カ所の霊場を巡るお遍路さんは白装束に編み笠をかぶっていますが、その編み笠の裏には「同行二人《どうぎょうににん》」と書いてあるということをご存じでしょうか。それを私に教えてくれたのは、もとは農家を営んでいた初老の看護助手の方でした。一人で歩んでいても、いつも弘法大師さまがそばについて見守って下さっているという意味なのだそうです。弘法大師が内なるスーパーバイザーになっているのですね。

集団のリジリエンス

ストレスを生き延びていくためのリジリエンスは個人だけに必要なものではありません。家族や学校、職場、友人仲間、それに地域社会にも必要なものです。人は、安心できる集団に受け入れられること、所属することで安心感が得られ、一人でやる以上の力を発揮することができるのは、スポーツなどでもよく経験することです。特に日本人はチームプレイが得意と言われるように――おそらく日本人独特の「甘え」の感覚を通して――この傾向が強いのだと思います。

独自の心理社会的発達理論を提唱したエリクソンは、自己同一性（自己アイデンティティー）はまず集団同一性を獲得することから生まれると述べています。また彼は、自己アイデンティティーを「居場所」の感覚と結びつけて語ってもいます。これは、思春期のアイデンティティーの危機の真っ只中にある若者たちが良く、「居場所がない」と口にすることからも分かります。「子ども時代のポジティブな体験」についての研究で（Ⅶ章）、子どもの頃の地域コミュニティの活動への参加が挙げられていたのも、このことと関係があるのでしょう。

ところで、こうした集団の力を推奨することは、前述の「自己中」の勧めと矛盾するように思われるかもしれません。

たしかに、集団の凝集性――それは「仲間意識」や「われわれ意識」の高まりとして感じられます――が高いほど、成果を上げる可能性が高まります。けれども、凝集性があまりに高すぎると、今度は個人が犠牲になってしまいます。白か黒かの2つのサブグループに分かれて敵対し合ったり、多数の意向に沿わないメンバーは敵視され、しまいには排除されたりもします。こうなると、間違った選択をしても修正できなくなるのは、第二次世界大戦中のドイツや日本の例でも示されています。

肝心なのは、集団の中で個人がそれぞれの「個」を保っていられるかどうかです。最近よく言われる「多様性」というのは、そういうことだと思います。そうして集団の中でさまざまな感情が体験され、語り合う中でリフレクションが起こることで、集団のリジリエンスが高まり、個人のリジリエンスも高まるのです。

集団の中で一人でいられること

集団で話すときには、一対一で話すときと同様に、境界をはっきりさせることが大切です。いつ、どこで、どの位の時間話すのかを自分で決められると安心です。また、プライベートな話をどこまでするかといった自分なりの心の境界を決めておくこと、そうして人との関係を保ちながらも、自己主張すべきときにはするということも大事です。

それに、忘れてはならないのは、自分だけのための時間や楽しみをもつことの重要性です。特に共感疲労に陥ると、職場を離れて何をしても楽しめなくなったり、自分だけが休んだり、楽しんだりすると悪いことをしているように感じたりしてしまいがちです。時間とお金さえあれば、思い切って遠いところに旅行するのもお勧めします。私はフィジーが大好きで、何年か前までは毎年のようにグループでシュノーケリングを楽しんでいました。これには、自然に癒されるということも大いにあったと思います。

ところが、ＣＯＶＩＤ-19のせいで、お茶を飲みながらおしゃべりしたり、旅行したりすることができなくなりました。対面での授業がなくなった学生たちは、仲間同士のおしゃべりができなくなって、どうしているのでしょうか。なかには、テレワークになった親がアルコール依存になったとか、うつ病になったという学生もいるようです。そうかと思うと、何カ月も実家に帰ることができず、一人暮らしで寂しい思いをしている学生もいます。

ＬＩＮＥやＺｏｏｍなど、オンラインでつながることが可能になったとはいえ、ひと頃流行ったオンライン飲み会なども最近では下火になっていると聞きます。こうした方法では、ネットでつながって一緒に楽しい時間を過ごしたとしても、接続を切ったとたんに自分だけのリアルな世界に取り残される感覚は、余計に孤独を感じさせるように思います。実際に友人と会って騒いで、帰っても同じことかもしれませんが、それでも一人ぼっちの部屋に瞬時に戻されることはありません。このギャップは結構大きなショックを感じさせるものではないかと思うのです。

特にネットやＩＴ機器になれているはずの若者にうつや不安障害が増えているということの背景に、こうしたことが影響しているのではないかと思います。やはり顔を見て話しさえできれば、あるいは何であれつながっていればいいというものではないようです。

ニュースでは、緊急事態宣言が出されても盛り場の人混みは減っていないと批判的な論調で報じられ、まるで現状を他人事《ひとごと》のように話す若者のインタビュー映像を流しています。また、それに対して「コロナ疲れ」「宣言慣れ」などと言うこともあります。

でも、そうした若者の行動（若者だけではありませんが）は、ある意味、彼らの危機を伝えているのではないかと思うのです。まさに「コロナ危機」なのです。本当のところは何を感じているのか、耳を傾ける必要があるのではないでしょうか。

また、若い人たちの健康を守るためにも、やみくもに「自粛」を呼び掛けるのではなく、何をやるとどれだけのリスクがあるのか、どうすれば安全に直接会えるようになるのか、あるいはどのような交流が安全なのかを、科学的に研究し、その成果をもとにみんなで話し合ったうえで、一人ひとりが自分で考えて判断できるようにならなければと思います。それには、教育の責任も大きいと考えています。

ここまで、この誰もが予想しなかった、そして今後も予測することの難しい事態を前に、私たちがさまざまなストレスをどうやって乗り越え、この生きにくい時代を生き抜くことが可能なのか、書いてきました。もちろん、これというはっきりした答えがあるわけではありません。それでも、少しでも一緒に考えていくきっかけになることを願って、筆をおきたいと思います。

２０２１年10月

武井麻子　たけい・あさこ

１９７６年、東京大学医学系研究科修士課程２年のときから12年間、治療共同体をめざす千葉の民間精神科病院である海上寮療養所に看護師およびソーシャルワーカーとして勤務。その間、英国ケンブリッジのフルボーン病院にて半年間研修。１９８８年千葉県立衛生短期大学を経て、１９９０年日本赤十字看護大学に。以来、25年にわたり看護教育に携わる。その後はOffice-Asakoを立ち上げ、援助職向けに個人とグループのコンサルテーションを行うかたわら、東京都立大学特任教授を兼任した。日本赤十字看護大学名誉教授。主な著書に『レトリートとしての精神病院』（編著・ゆみる出版）、『精神看護学ノート』『感情と看護』『「グループ」という方法』（いずれも医学書院）、『グループと精神科看護』（金剛出版）など。

思《おも》いやる心《こころ》は傷《きず》つきやすい
パンデミックの中《なか》の感情労働《かんじょうろうどう》

二〇二一年一一月二〇日　第一版第一刷発行

著者　武井麻子
発行者　矢部敬一
発行所　株式会社 創元社
本社　〒五四一-〇〇四七
大阪市中央区淡路町四-三-六
電話(〇六)六二三一-九〇一〇(代)
東京支店　〒一〇一-〇〇五一
東京都千代田区神田神保町一-二 田辺ビル
電話(〇三)六八一一-〇六六二(代)
ホームページ　https://www.sogensha.co.jp/

装画・挿絵　安藤智
装丁・組版　納谷衣美
印刷　図書印刷

ISBN978-4-422-32085-4 C0036

JASRAC 出 2107596-101

本書の感想をお寄せください
投稿フォームはこちらから▶▶▶▶